Veröffentlichungen aus der

Forschungsstelle für Theoretische Pathologie

(Professor Dr. W. Doerr)

der Heidelberger Akademie der Wissenschaften

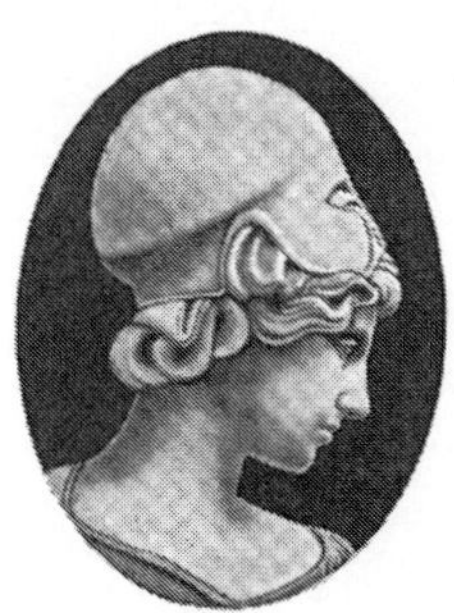

Supplement 1 / Jahrgang 1976

zu den Sitzungsberichten der

Mathematisch-naturwissenschaftlichen Klasse

Herwig Hamperl

Robert Rössle
in seinem letzten Lebensjahrzehnt
(1946—1956)

dargestellt an Hand von Auszügen aus
seinen Briefen an H. und R. Hamperl

herausgegeben, mit einem Nachwort versehen,
illustriert und kommentiert von

Wilhelm Doerr

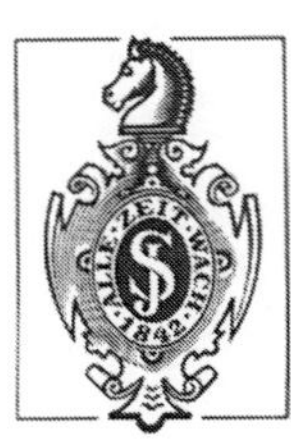

Springer-Verlag
Berlin Heidelberg New York 1976

Professor Dr. Wilhelm Doerr
Direktor des Pathologischen Institutes
der Universität Heidelberg
Im Neuenheimer Feld 220—221
D-6900 Heidelberg 1

ISBN-13: 978-3-642-66477-9   e-ISBN-13: 978-3-642-66476-2
DOI: 10.1007/978-3-642-66476-2

Robert RÖSSLE hätte am 19. August dieses Jahres seinen
100. Geburtstag feiern können, ein Datum, das es recht-
fertigt, sich noch einmal dieses Mannes zu erinnern, der in
guten wie in schlechten Zeiten einer der besten Verkörpe-
rungen des viel geschmähten deutschen Professors und
Institutsdirektors war.

Ich hatte das Glück, 5 Jahre hindurch (1935—1940) unter
ihm als Prosektor der Charité an seinem Institut zu arbeiten;
wir standen nach meinem Weggang nach Prag weiter in
enger Verbindung, die erst durch den Zusammenbruch 1945
eine längere Unterbrechung erfuhr: Rössle blieb auf seinem
Posten in der Charité, ich war an der Prosektur des Landes-
krankenhauses in Salzburg gelandet. Erst im Mai 1946 ge-
lang es Rössle trotz aller postalischen Erschwerungen wieder
eine Verbindung mit mir herzustellen, die zu einem bis zu
seinem Tode am 21.11.1956 fortgesetzten Briefwechsel
führte. So befinde ich mich denn im glücklichen Besitz von
über 100 schriftlichen an mich oder an meine Frau, Ruth
Hamperl, gerichteten Mitteilungen, die sowohl den Mann
wie die Zeitumstände lebendig widerspiegeln, lebendiger und
authentischer als ein Biograph es vermöchte, da hier Rössle
selbst spricht und oft seinem Herzen mehr Luft macht, als
er es sonst etwa im Gespräch wagte. Ganz überwiegend
handelt es sich um handschriftliche Mitteilungen, da Rössle
die ihm vom Springer-Verlag für die Redaktion von Virchows Archiv zur Verfügung gestellte Sekretärin nicht für
seine private Korrespondenz in Anspruch nehmen wollte (!).
Alle diese Schreiben wörtlich wiederzugeben, wäre sinnlos,
sie wurden fortlaufend numeriert und der Heidelberger
Akademie anvertraut; die für den Mann und für diese
schicksalsschweren Jahre bedeutungsvollen Stellen verdienen aber doch bekannt gemacht zu werden. Sie wurden
dementsprechend im folgenden unverändert wiedergegeben.
Eigene Einfügungen sowie die fortlaufende Nummer der
Briefe sind in Klammern gesetzt; dem Nicht-Mediziner
schwer verständliche Abkürzungen wurden ausgeschrieben
und offenkundige Schreibfehler verbessert; größere Aus-
lassungen wurden durch Punkte markiert. Alle Schreiben
sind, wenn nicht anders bezeichnet, aus Berlin datiert und
an mich geschickt. Ein Namensverzeichnis ist angefügt.

Meinen eigenen Anteil an dem Briefwechsel halte ich für
unbedeutend, nur gelegentlich sind im Zusammenhang mit

einem Brief RÖSSLE's wichtige Stellen wiedergegeben. Im
übrigen kann ich auf meine autobiographischen Darlegun-
gen in „Werdegang und Lebensweg eines Pathologen"
(Schattauer-Verlag, 1972) hinweisen.

Bonn, Januar 1976   H. HAMPERL

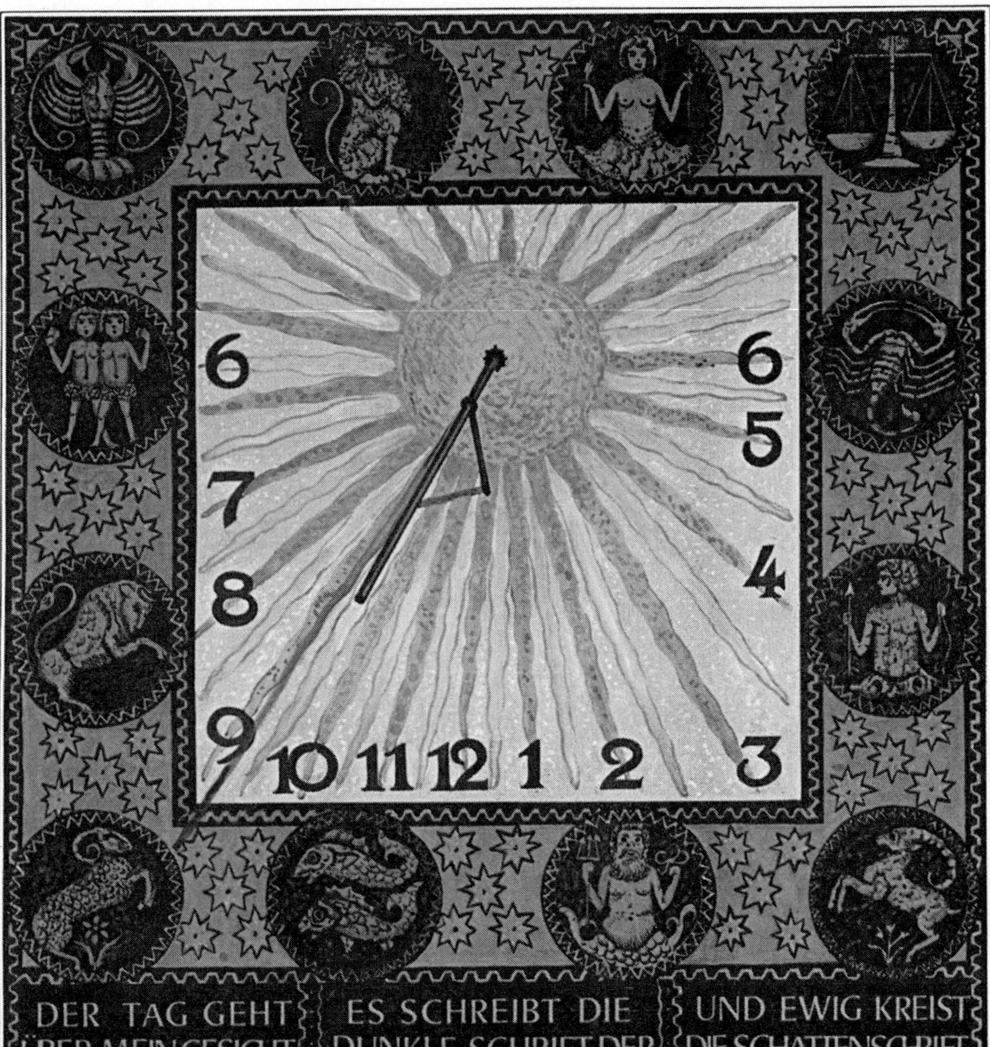

DER TAG GEHT
ÜBER MEIN GESICHT
DIE NACHT SIE
TASTET LEIS VORBEI
UND TAG UND NACHT
EIN GLEICHGEWICHT
UND NACHT UND TAG
EIN EINERLEI

ES SCHREIBT DIE
DUNKLE SCHRIFT DER
TAG UND DUNKLER
NOCH SCHREIBT SIE DIE
NACHT UND KEINER LEBT
DER DEUTEN MAG
WAS BEIDER SCHATTEN
IHM GEBRACHT

UND EWIG KREIST
DIE SCHATTENSCHRIFT
LEBLANG STEHST DU
IM DUNKLEN SPIEL
BIS DICH DES SPIELES
DEUTUNG TRIFFT
DIE ZEIT IST UM
DU BIST AM ZIEL

Ernst Ludwig, Großherzog von Hessen und bei Rhein,
hatte in *der* Stadt, in der der *Herausgeber* dieses Büchleins
seine entscheidenden Jahre (1920 bis 1933) hatte verbringen
dürfen, eine Atmosphäre weltoffener Geistigkeit ermöglicht
und die Kunstrichtung des Jugendstils sichtbar angesiedelt.
Ihm zu Ehren wurde das Wahrzeichen Darmstadts, der
Hochzeitsturm auf der Mathildenhöhe, erstellt. Auf der
Südseite des Turms, etwa in halber Höhe, findet sich die
umseitig abgebildete Sonnenuhr. Sie wurde anläßlich der
„Darmstädter Künstlerkolonie" 1914 angebracht. Das
Mosaik stammt von Friedrich Wilhelm Kleukens, die Verse
sind von Rudolf G. Binding (vgl. Gesammeltes Werk, Bd. 2,
S. 253. Potsdam: Rütten & Loenig 1937).

Als mich der Auftrag erreichte, eine Würdigung Rössles
aus Anlaß der hundertsten Jährung seines Geburtstages
zu versuchen, stand wie von selbst das Bild des Sonnenrads
vor meinen Augen, Symbol des fortschreitenden Wandels
und aller Vergänglichkeit. Als ich erfuhr, daß H. Hamperl,
mein Auftraggeber, verstorben sei, war ich mir sicher, daß
ich „unsere" Darmstädter Sonnenuhr als Menetekel dieser
Schrift voranstellen dürfte.

Die Uhr wurde von dem Graphiker des Pathologischen
Institutes, Herrn Hubertus Bacher, nach dem Original ge-
zeichnet, Bachers Graphik durch Einfügung des mittleren
Bindingschen Verses (der an der Originaluhr nicht zu sehen
ist) ergänzt.

Die Herrn Collegen bitte ich um Nachsicht: *Diese* Art der
Naturbetrachtung wird prima facie *dem* verständlich sein,
der im Rhein-Main-Dreieck aufgewachsen ist. Allen anderen
sei gesagt:
Scribendi recte sapere est et principium et fons
(Hor. ars poet. 309).

Inhalt

(Nr. 1)

Lieber Freund.   7.5.46.

Gleich nach Eröffnung der Postsperre sandte ich Ihnen in der Annahme, daß Sie in St. Pölten (Niederösterreich) seien, dorthin eine Karte mit der Bitte um Nachrichten. Seit ich von meinen Kindern beruhigende Mitteilungen hatte, waren Sie mein größtes Sorgenkind, und zwar deshalb, weil über Sie, trotz vieler Erkundigen, nur die allerschlimmsten Gerüchte zu erfahren waren, die ich hier nicht wiederholen will. Endlich hörte ich über Roulet, daß Sie am Leben sind und zeitweise als Prosektor in St. Pölten. Heute nun hatte ich die große Freude, Ihren kurzen Brief vom 2.4. aus Salzburg und die endgültige Beruhigung über Ihr Schicksal zu erhalten.

Was uns betrifft, so stehen die Sachen folgendermaßen: durch den wahnsinnigen Widerstand, den die SS auf dem Gebiete der Charité noch nach Einstellung der übrigen Kämpfe leistete, ist das Institut in den letzten Tagen der Eroberung Berlins noch endgültig zu 9/10 zerstört worden. Wie Sie wissen, war ja das Museum schon durch Luftangriffe weitgehend beschädigt und auch sein Inhalt verringert worden. Jetzt ist dieses Gebäude, samt dem noch kürzlich in einem Sturm eingestürzten großen Hörsaal, eine traurige Ruine und vollkommen unbrauchbar. Am Hauptgebäude sind, außer dem Haupteingang, die beiden Ecken völlig zertrümmert, d.h. also von oben nach unten in der einen Ecke der Mikroskopiersaal, das Ausländerlaboratorium, meine vier Räume und die Wohnung Philipp, teilweise auch Rademacher. Niemand vom Institut ist damals umgekommen; kurz nachher allerdings Helbig an einer Methylalkohol-Vergiftung. In der anderen Ecke sind von oben nach unten vernichtet die Chemische Abteilung, die Bakteriologische, die Experimentelle und die Kellerräume, in denen die gesamten Angestellten des Instituts ihre Habseligkeiten gesichert glaubten. Dort wurde auch das gesamte mikro-fotografische und fotografische Instrumentarium sowie eine große Anzahl gerade der besten Mikroskope vernichtet. Im Prosekturgebäude ist nur das Stockwerk mit den Sektionsräumen erhalten. Dort sind wir alle beisammen. Ich im kleinen Assistentenzimmer, gegenüber dem Sektionssaal, Linzbach und ein Assistent daneben, in Ihrem Prosektorzimmer 5 Assistenten und Assistentinnen. Gegenüber im Examenszimmer die Technischen Assistentinnen und Sekretärinnen, 5! Daneben im ersten Sektionsraum Rademacher und eine Sekretärin. Zwei Sektionsräume haben wir noch; der Sektionshörsaal ist vernichtet, auch die Nebenräume. Hergerichtet ist der Demonstrationskurssaal, in dem auch der mikroskopische Kurs und die theoretische Vorlesung stattfinden. Studenten sind im Vergleich zu früher wenige da, z.B. im Sektionskurs und Demonstrationskurs höchstens 30. In meinen eigenen Räumen habe ich meine ganze mikroskopische und meine ganze Separata-Sammlung verloren. Sie liegen noch unter den Trümmern. Schreibtisch zerrissen, Akten unauffindbar, angefangene Arbeiten desgleichen. Ich habe kein mikroskopisches Präparat für die Prüfungen gehabt. Das Personal ist stark eingeschränkt, zum größten Teil neu. Die Arbeit und der Universitätsbetrieb verlaufen immer mehr nach sowjetischen Grundsätzen.

Während der Eroberung Berlins waren wir mit unseren Einmietern 14 Tage in unserem Luftschutzkeller, natürlich ohne Heizung, Licht und Wasser. Letzteres mußte unter Lebensgefahr aus einer entfernten Pumpe, schlangestehend, geholt werden. Das Haus blieb trotz Einschlages von 5 Granaten in den Garten, und auch während der vorhergehenden Luftangriffe nahezu unbeschädigt. So wurde es selbstverständlich bald requiriert und fast ganz von Russen besetzt. Nach einigen Tagen konnte ich durch die Vermittlung von Abrikossoff, der mir einen chirurgischen Freund zugeschickt hatte, einige Zimmer für mich freibekommen. Die Besatzung bestand aus einer Abteilung, etwa 21 Angehörigen der sowjetischen Staatspolizei, was bewirkte, daß wir von Plünderungen fast frei blieben und sogar eine Schildwache vor dem Haus hatten. Natürlich wurde der Garten entsetzlich von der Nachbarschaft geplündert; er wurde ein einziger großer Abort. Nach Abzug der Russen und nach Wiederherstellung unserer gewohnten Ordnung, wurden wir sehr bald von den Engländern ganz aus dem Haus herausgesetzt und bekamen glücklicherweise ganz in der Nähe im Hause von Prof. MUNK zwei Zimmer. In diesen ungeheizten Räumen und ohne häusliche Hilfe erkrankte meine Frau mit einem Rückfall eines alten Ekzems so schwer, daß sie arbeitsunfähig und bettlägerig wurde. Daraufhin bekamen wir in dem Kurheim Westend (bei Prof. Zutt) ein Zimmer, in dem wir den Winter glücklicherweise mit Zentralheizung überstanden. Wir hoffen nun, nach Prof. MUNK's Haus zu unserer eigentlichen Adresse: Berlin-Charlottenburg 9, Platanen-Allee 18, bald zurückzukehren, wenn der Zustand meiner Frau es erlaubt. ...

Ich habe allmählich ziemlich viel Nachrichten über die Schicksale unserer deutschen Fachgenossen gesammelt; dagegen weiß ich nichts über die österreichischen, vor allem in Wien und Graz. Ich wäre dankbar, wenn Sie mich auch darüber unterrichteten. In Kleindeutschland sind viele Lehrstühle unbesetzt, außerdem viele Dozenten und Prosektoren entlassen. Ich selbst habe keine Hilfe im Unterricht dadurch, daß Dr. Linzbach nicht lesen darf. Den histologischen Kurs vertritt, anscheinend sehr geschickt und mit Erfolg, Fräulein Dr. Knake....

Virchows Archiv soll wieder erscheinen; die Arbeiten der zwei fertig gedruckten letzten Hefte, diese selbst und die noch ungedruckten Arbeiten sind in dem fürchterlichen Angriff auf Würzburg zugrunde gegangen. Wir versuchen, die Arbeiten in Durchschlag oder Korrektur wieder zu erhalten. Vorläufig dürfen nur diejenigen von Nicht-Pgs gedruckt werden.

Für heute soviel. Lassen Sie mich noch einmal sagen, wie froh ich bin, daß Sie leben und arbeiten, und ich grüße Sie und Ihre liebe Frau in unveränderlicher Anhänglichkeit

als Ihr getreuer R. Rössle

Lieber Freund. 4.7.46.

Ich weiß nicht, ob ich Ihnen erzählt habe, daß die russische Militär-Verwaltung, wissenschaftliche Abteilung, 2 Exemplare Ihres Lehrbuches angefordert hatte (mit dem bis jetzt nicht erfüllten Versprechen, sie mir zurück zu erstatten), weil alle Lehrbücher zensiert werden müssen. Wir haben bereits zwei Listen mit dem Index der genehmigten, der nicht genehmigten und der bedingt genehmigten Bücher zugesandt bekommen. In der gestern erhaltenen 3. Aufstellung figuriert Ihr pathologisch-anatomisches Praktikum unter den *genehmigten*, Ihr Lehrbuch unter den *bedingt genehmigten* Büchern, indem gefordert wird, daß auf S. 55 (Auflage 1944) der Abschnitt „auch innerhalb des Menschengeschlechtes" bis „immun sein" gestrichen wird.[1] Eine ganz ähnliche Bedingung ist für das Dietrich'sche Lehrbuch (der Pathologie) in noch größerem Umfang gemacht worden.

In meiner Vorlesung über Allgemeine Pathologie habe ich in diesem Semester einen Wochentag für Anfragen der Studenten eingerichtet, wobei die schriftlich eingereichten Fragen sich häufig auf Ihr Lehrbuch beziehen und wo ich Unklarheiten der Studenten richtig stellen mußte. Ich schicke Ihnen 4 solcher Zettel, von denen vielleicht der über die Genese der Epitheloidzellen zu berücksichtigen wäre. Ich selbst darf noch die Bemerkung machen, daß das Register Ihres Buches manche Lücken aufweist; erst heute morgen wollte ich etwas über Kehlkopf nachsehen, finde ihn aber dort nicht. Nehmen Sie es nicht übel, wenn ich so beckmessere.

---

[1] Die beanstandeten Absätze lauten:

„Aber auch innerhalb des Menschengeschlechtes selbst gibt es Unterschiede der Empfindlichkeit und Unempfindlichkeit, die an das verschiedene Erbgut der einzelnen Menschenrassen gebunden sind (Rassedisposition). Allerdings haben sich viele der früher auf Rassedisposition und -immunität zurückgeführten Unterschiede im Verhalten gegen Krankheitserreger als Fehlbeobachtungen herausgestellt. Um im gegebenen Fall Rassedisposition oder Immunität als gesichert anzunehmen, müßten die in Betracht kommenden Menschenrassen unter gleichen äußeren Bedingungen leben und den betreffenden Schädlichkeiten in gleicher Weise ausgesetzt sein: Es müßte also gleiche „Exposition" vorliegen. Diese Forderung läßt sich im Tierversuch leichter erfüllen als bei einer menschlichen Bevölkerung.

Wenn Weiße in den Tropen weniger häufig an Schlafkrankheit leiden als die Eingeborenen, so hängt dies wahrscheinlich mit dem besser durchgeführten Fliegenschutz zusammen; die Immunität gegen Malaria bei den Eingeborenen geht meist darauf zurück, daß diese die Erkrankung schon in früher Kindheit überstanden haben; in ähnlicher Weise ließen sich noch viele andere Beispiele anführen, die in äußeren Lebensbedingungen usw. begründet sind.

Immerhin gibt es aber doch genug Beispiele, die der Forderung nach gleicher Exposition Rechnung tragen. So war z.B. die eingeborene Bevölkerung von Taschkent gegen Scharlach fast immun, während der russische Teil der Bevölkerung erkrankte; auch die Indianer sollen gegen diese Krankheit immun sein."

Der letzte Absatz stützt sich auf eine Angabe aus der sowjetrussischen Literatur, „daß bei den Usbeken eine geringere Empfänglichkeit für Scharlach in Erscheinung tritt und eine allseitige Untersuchung dieser Frage im Sinne der Rassenpathologie für unerläßlich gehalten wird."

[s. Hamperl, H.: Beiträge zur geographischen Pathologie etc. Ergebnisse allg. Path. *26:* 352—422 (1932).]

Hat Herr Graffi, der mich seinerzeit in Sorge um Sie aufsuchte, Ihnen unterdessen geschrieben? Er ist bei Schering und an dem verzweifelten Versuch, deutsches Penizillin zu erzeugen, beteiligt. Er sprach etwas von Habilitationswünschen; die Umstände dafür sind hier nicht günstig.

Das Schicksal vieler Fachgenossen, welche entlassen sind und teilweise im Elend sind und hungern, bekümmert mich, da es sich oft um Männer handelt, welche ganz inaktiv gewesen sind, während andererseits Aktivisten es fertig gebracht haben, ihre Lehrstühle zu behalten oder neue zu bekommen. Mehrere machen in mittelgroßen Orten Untersuchungsstellen auf. Es ist ein Jammer um unser Fach.

Mit herzlichen Grüßen, auch an Frau Ruth, Ihr Rössle

NB: Ich erbitte von jetzt ab Ihre Anrede wie die meinige: „Lieber Freund"!

(Nr. 4)

Lieber Herr Hamperl.   18. 7. 46.

In der Anlage gebe ich Ihnen Kenntnis von einem amerikanischen Vorschlag, die jetzt im Erscheinen verhinderten Arbeiten mikrofilmisch aufzunehmen und katalogisieren zu lassen; da, wie ich Ihnen schrieb, der Neudruck der für Virchows Archiv bestimmten Arbeiten zurückgestellt werden muß, welche von politisch belasteten Verfassern stammen, so bitte ich Sie mir zu sagen, welche von den Arbeiten für Virchows Archiv zunächst, außer der Ihrigen, über das „Ulcus" zurückgestellt werden müssen. Es handelt sich um Ihre Prager Schüler Jeuther — Koeper — Piontek, Sachs, Beckmann, Harter. . . .

Viele herzl. Grüße   Ihr Ro. Rö.

(Nr. 5)

Lieber Freund.   z. Z. Sondershausen (Thür.)
20. 8. 46.

Ihr Brief vom 13. 7. erreichte mich gerade noch in Berlin vor meiner Abreise in die Ferien. Da wir in der sowjet. Zone bleiben mußten, erschien die vertraute Thüringer Landschaft am anziehendsten, zumal hier die Musik lockte. Mein Freund G. Winkler, hervorragender Musiker, ist Dirigent des hiesigen, z. Z. 52 Mann starken Orchesters. Eine alte Musiktradition lebt hier wie in Meiningen, Weimar, Gera. Alle Sonntage gibts hier nachmittags im fürstlichen Park im Freien ein klassisches Symphoniekonzert bei freiem Eintritt für alle! Abends dann noch zuweilen ein leichteres Programm. Drei schöne Konzerte und 2 auswärtige habe ich in diesen 2 1/2 Wochen genossen nach dem recht nüchternen

Berliner Winter und Sommer. Das Schönste war, daß ich mir die Programme z.T. noch aussuchen durfte: Bruckners 4. Tschaikowskys 5. und noch die Proben zu Brahms vierter! Wir wohnen sehr einfach in 2 Zimmern hoch über dem lieblichen Tal und hatten großes Glück mit dem Wetter. Die kleinen Berge, die man noch ohne Herzklopfen und Müdigkeit bewältigt, waren bei dem Alter und bei der knappen Ernährung (hier noch schlechter als in Berlin) gerade das Richtige.

Die Hauptursache war freilich, dem 70. Geburtstag und irgendwelchen damit verbundenen Glückwünschen unerwünschter Form zu entgehen, z.B. nicht gezwungen zu sein, über sich selbst zu sprechen. Es ist sehr schwer, der gebotenen Bescheidenheit einen überzeugenden Ausdruck zu geben. Und was hätte man alles anders machen müssen! Und wie wenig kann man jetzt leisten, bei diesem Grad des Verfalls, der Zerstörung. Wo ist das Leben, das neu aus den Ruinen blühen soll? Wo man nichts hat zu säen und nichts, auf das man säen könte! Man kann kein Dach flicken, kein Zimmer einrichten, kein Instrument kaufen und man ist so unfrei, wie je, ja schlimer daran. Schlauberger, Heuchler, Dilettanten und Phantasten; daß es *neben* denen des III. Reiches noch so viele gab, ist eine wunderliche Erfahrung. Um von der Hand in den Mund leben zu könen, muß man ein Amt versehen, das früher gelegentlich eine Last, aber nie ein Joch war.

Morgen wollen wir nach Berlin zurück ... Oktober soll das Wintersemester beginen. Diesmal kann mich Linzbach unterstützen ...

Ich nehme diesen Brief nach Berlin mit, vielleicht habe ich dann noch etwas hinzuzufügen. Einstweilen mit herzlichen Grüßen von uns beiden an Sie beide

Ihr R. R.

Berlin, 25.8.46.

Ja, da war in Berlin noch ein Brief von Ihnen und was für ein schöner. Wärmsten Dank!

Was habe ich überhaupt Liebes und Ehrendes zu lesen bekomen. Das ist viele Jahre Arbeit wert! Zwei Höhepunkte hatte mein Institut; das vorletzte u. letzte Jahr mit Schürmann und Ihre Zeit, dann wurde es kühler u. kühler u. heute ist es kalt! Auch die Fakultäts-Verhältnisse sind trostlos, alles strebt fort; Frl. Knake ist Dekanin! (Ohne demokratisches Befragen der Fakultät); mir kanns recht sein! ...

Herzliche Grüße auch nach Hause Ihr nicht bloß väterlicher Freund Ro Rö

(Nr. 6a)

Lieber Freund.   17.11.46.

... es war viel los: erstens die kurze Ferien im August zur Vermeidung der Geburtstagsfeier, ein musikalisch sehr ergiebiger, kalorisch recht dürftiger Aufenthalt im hübschen Sondershausen bei meinem Freunde Winkler, der unterdessen an die Staatsoper hierher nach Berlin gekom̅en ist. Sehr einfache „Pension" oben am Berg, mittags meist nur Kartoffelsuppeessen im Wirtshaus. Dann mit dem Amerikanerzug im September nach dem Westen. Schöner und anregender Aufenthalt in Heidelberg, Erneuerung der guten Freundschaft mit den ältesten Münchener Freunden Moros aus der goldenen Münchener Zeit, anregende Arbeit im Aero-Medical-Center zur Herausgabe der bisher geheimen Forschungsaufträge der Luftwaffe (mein eigener über die pathologische Anatomie der Detonationsschäden; gerade heute fertig geschrieben[1]).

Kurzer Besuch bei Lauche (sehr mager!). Anfang Oktober zurück, gleich Auftrag für Festrede zum 125. Geburtstag Virchows[2]; stieg 27. Oktober im Beisein von Virchows jüngster Tochter (73 J.), die ich etwas betreut habe; Festaktus im Saal des bisherigen Luftfahrt-Ministeriums mit Musik hinten u. vorn; 2. Redner Präsident der Zentralverwaltung Abteilung Gesundheitswesen; 3. Redner ein Russe. Nachmittags Bankett.

Seitdem sehr viel zu tun, vieles unerfreulich. Diebstähle, (9 Mikroskope!) Vorlesung und mikroskopischer Kurs (auch dieser im Hörsaal der Prosektur) überfüllt, da die Studenten in Erwartung noch schlimmerer Zeiten alles auf einmal hören wollen. Unendliche Sitzungen, Ehrenämter, Komités, neuerdings Sekretär der Akademie. Jeder Unbelastete wird mehr als überbelastet, lehne jetzt alles Weitere ab (Krebsausschuß, Tuberkulose-Ausschuß, Präsidium des Senats für Gesundheitswesen); trotzdem Wahl in den „Gelehrtenrat"; Sie kennen das wohl aus Moskau. Dauernd russischer Besuch mit Fragen und Ratschlägen! Als ob wir Neulinge in academicis wären! Es wird von Neuem „ausgerichtet", Augen nach Osten.

Randerath ist entbräunt und kom̅t neben Krauspe für Göttingen in Betracht. Würden Sie in der sowjetischen Zone einen Ruf annehmen? Zur Zeit ist wieder gegen P.G. scharfer Wind. . . .

Und Sie treiben Musik; möchte zuhören; habe nicht mal ein Radio u. keine Zeit, in Konzerte zu gehen.

Zu essen haben wir genug u. bisher auch leidlich warm. Also keine Sorgen um uns.

Viele herzliche Grüße Ihr   Ro Rö

---

¹ Pathology of Blast Effects. In: German Aviation Medicine, World War II.
Washington, Vol. *2*, p. 1260 (1950). Ursachen und Folgen der arteriellen Luftembolien des großen Kreislaufes. Virchows Arch. *314:* 511—533 (1947).
Über die ersten Veränderungen des menschlichen Gehirns nach arterieller Luftembolie. Virchows Arch. *315:* 461—480 (1948).
² Rudolf Virchow als Mensch und Forscher. Das Deutsche Gesundheitswesen 1946, Heft 25.

(Nr. 6b)

Liebe Frau Hamperl, gnädige Frau und Freundin.   17.11.46.

Ihr lieber Brief vom 15. Okt. ist noch unbedankt, aber oft in meinen Gedanken und es tut mir wohl, daß Jemand für mich betet. Ja, so inkonsequent sind die Heiden! Ich darf aber sagen, daß mein Unglauben eine Art Bescheidenheit ist, d. h. die Ueberzeugung, daß wir armen Menschen uns von anderen Welten und Kräften und Geistern keine Vorstellung machen könen und als früherer Protestant wünschte ich, daß ich keine andere Wahl als die Verantwortung für mein Tun habe und nicht aus Hoffnung auf Gnade und Belohnung oder aus Furcht vor der Hölle mein Verhalten bestim̄e.

Bitte schreiben Sie mit wieder, es war schön, von Ihnen unmittelbar zu hören. Ihr Mann soll auch noch auf eine bessere Zukunft hoffen. Erhalten Sie ihn bei guter Zuversicht.

Mit herzlichen Grüßen von meiner Frau an Sie beide.

Ihr sehr ergebener R. Rössle

(Nr. 7)

Lieber Freund.   1.2.47.

Ich habe leider nicht notiert, wann Ihr Brief vom 10. Dez. mich erreichte. Ein Brief innerhalb Berlins braucht jetzt manchmal 8 Tage, nach dem Westen und Süden oft 3 Wochen.

Die Qual der letzten Wochen mit Sitzungen und Vorträgen war groß; das Amt des Sekretärs der Akademie der Wissenschaften macht noch mehr Arbeit, als ich fürchtete: alles will Geld, alles plant große Institute, wünscht Forschungsaufträge, Unterstützungen, Auskünfte, Entnazifizierung. Seit Jahren kom̄e ich auch wieder mal in die Oper, weil mein Freund G. Winkler jetzt an der Staatsoper dirigiert. Er ist auch als Besuch ein belebendes Element in unserer Einsamkeit. Kürzlich musizierte er mit Frau Froboese, die eine ausgezeichnete Geigerin ist. Mit ihm kom̄e ich jetzt öfter zusam̄en; er ist ja ein sehr gebildeter Mann und er hat mir bei sich eine nachträgliche überraschende Geburtstagsfeier zugerichtet, die ich nicht vergessen werde. ...

Über (den Lehrstuhl von) Erlangen hatte ich ein Gutachten abzugeben und könnte mit dem besten Willen den dort Stellvertretenden nicht empfehlen. Solche eigenen Urteile gehen mir aber sehr nach, besonders da er persönlich doch ein netter Mensch ist. Rix sitzt in Nürnberg auch nicht wieder im Sattel, Randerath ist „depigmentiert", Krauspe noch nicht; einer von beiden kom̄t für Göttingen in Betracht. Siegmund ist sehr aktiv, als ob nichts geschehen wäre. Loeschcke von den Russen zugelassen, von den Volksgenossen aber noch nicht. ...

Endlich soll nun auch bald Virchows Archiv herauskommen und dann etwas rascher aufeinanderfolgen. Daß Dr. F. Springer in Heidelberg *wohnt*, wissen Sie vielleicht. Wer Berlin verlassen kann, tut es.

Bis jetzt haben wir den Winter gut überstanden, warm und zu essen gehabt.

Ihre Frau hat meinem alten Reiterherzen mit dem Schimmel aus der Spanischen Reitschule eine richtige Freude gemacht. Ich lasse ihr herzlich danken und grüße Sie beide, zusammen mit meiner Frau.

Ihr alter R. Rössle.

(Nr. 9)

Lieber Freund. 14.4.47.

Heute habe ich zunächst eine Anfrage. Ihr früherer Prager Assistent Dr. Erich Langer frug durch einen Freund an, ob er bei mir Assistent werden könne. Er ist zur Zeit noch in Rimini-Cesenatico im Kriegsgefangenenlager. War er als Prosektor bei Ihnen bereits habilitiert? Können Sie ihn als charakterlich einwandfreien und fachlich reifen Mitarbeiter empfehlen? Ich muß immer damit rechnen, daß Linzbach, sobald er denazifiziert ist, irgendwo anders hinkommt. Er hat sich wissenschaftlich sehr herausgemacht.

Die neue Auflage Ihres Lehrbuches ist also erschienen in der alten Pracht, wie auch die Ausstattung des eben erschienenen 1. Heftes von Virchows Archiv die gediegene Arbeit des Springer'schen Verlages zeigt. Mit diesem habe ich ausgemacht, daß hier in Berlin zunächst die Hörer unserer Vorlesung und die Staats-Examinanden das Anrecht auf den Kauf Ihres Buches haben, weil auch in dieser Beziehung starke Schiebungen vorkommen, z.B. daß Vorkliniker das Buch kaufen und evtl. weiter verkaufen. Daher werden von meinem Institut Berechtigungsscheine für den Verkauf Ihres Lehrbuches ausgestellt, bis das Bedürfnis der unmittelbar Bedürftigen gestillt ist. . . .

Soviel für heute. Mit herzlichen Grüßen, auch an Ihre 1. Frau, Ihr Rössle.

Nachtrag: Frau Neumann erzählte mir, daß das Pathologische Institut in Shanghai wohl ganz ausgeraubt sein dürfte. Sie war noch da, als die Mikroskope langsam verschwanden, *er* war damals schon Kriegsgefangener der Amerikaner. Sie wurde mit anderen Deutschen nach Württemberg gebracht, er auf den Hohen-Asperg, von da nach Dachau! Warum weiß ich nicht, aber er war einmal Prosektor der SS und möglicherweise weiß er Dinge von Buchenwald.

(Nr. 10)

Lieber Freund.   6. 6. 47.

Zur Zeit habe ich recht ordentliche Assistenten, aber noch sehr junge und unerfahrene Leute. Die immer wieder erhaltenen Aufforderungen, die Institute groß aufzuziehen und Wünsche zu äußern, fallen bei näherer Absicht der Verwirklichung regelmäßig in sich zusammen. Infolgedessen habe ich auch immer noch nicht die alte Zahl der Assistenten, freilich auch nicht den Platz, sie zu setzen. Eigentümlicherweise ist auch die Sektionszahl in der Charité etwa auf die Hälfte gesunken, was wahrscheinlich damit zusammenhängt, daß die Morituri nach Hause geschickt werden.

Heute muß ich mich noch nach einem anderen oesterreichischen Kollegen erkundigen. Ich erhielt von Herrn Ratzenhofer ein ausgezeichnetes kleines Büchlein über die „moderne Physik in der Medizin"[1]. Da wir im Zusammenhang mit dem der Akademie angegliederten, auf Anregung von Herrn Pasqual Jordan gegründeten Institut für medizinische Biophysik und Biochemie geeignete Männer suchen, welche auf den Grenzgebieten Bescheid wissen, ist mir der Gedanke gekommen, ob nicht Ratzenhofer ein solcher wäre, der die Belange der pathologischen Morphologie und offenbar auch die Problematik der modernen Physik kennt. Woher kommt er; was kann er; ist er belastet?

In diesem Zusammenhang möchte ich noch berichten, daß wir in demselben Institut einen Mediziner suchen, der die „Abteilung für Krebsforschung" übernehmen könnte und womöglich die dazu geplante „Klinische Abteilung". Da das Institut in dem aufgelassenen Bucher Institut für Hirnforschung eingerichtet wird und daneben eine Krankenhausabteilung[2] frei ist, so wäre der Gedanke an sich nicht schlecht. Aber wo einen biophysikalisch und biochemisch erprobten Mediziner finden? In Anbetracht der Möglichkeit, daß auch ein Pathologe genügen könnte, der auf dem Gebiet der Krebsforschung gearbeitet hat, ist mir flüchtig der Gedanke gekommen, ob Sie nicht selbst Lust hätten, sich hierher zu verändern? Das könnte ja auf weitere Sicht noch weitere Möglichkeiten in sich schließen. . . .

Von Schweden, d. h. vom Sekretär des Internationalen Kongresses für experimentelle Zytologie bin ich auf Veranlassung von Henschen eingeladen, an dem Kongreß im Juli in Stockholm teilzunehmen. Zur Zeit laufe ich von Amt zu Amt, um die Paß-Schwierigkeiten zu überwinden. Es wäre ja herrlich gewesen, Sie dort zu treffen. Ob es mir gelingen wird, allein oder mit meiner Frau die Erlaubnis zur Reise zu erhalten, weiß ich aber noch nicht. Es sind unzählige Instanzen. Zunächst habe ich nachgewiesen, daß ich und meine Verwandten bis zur Schwiegermutter alle überhaupt geboren sind, daß ich hier wohne, daß ich nicht Verbrecher, nicht einmal Nazi bin und daß ich zurückkehren möchte; sogar das letztere ist wahr, denn ohne Geld im Ausland zu sitzen, ist auch kein Spaß.

---

[1] „Moderne Physik in der Medizin". Untertitel: „Die Bedeutung mikrophysikalischer Elementarereignisse für den gesunden und den kranken Organismus." Wien: Manz'sche Verlagsbuchhandlung 1946.

[2] Die spätere R. Rössle-Klinik.

Für heute so viel. Ihrer Frau für deren Briefe ich sehr herzlich danke, werde ich mit eigner ungelenker Pfote schreiben.

Mit herzlichen Grüßen   Ihr Rössle.

Lieber Freund.   11.3.48.

Da ich hoffe, am nächsten Sonntag nach der Schweiz fahren zu können, wogegen sich allerdings im Augenblick wieder Hindernisse auftürmen, beeile ich mich, Ihrem Wunsche zu entsprechen, Ihnen meine Ansicht über Ihre Eingabe an den Verwaltungs-Direktor der dortigen Universität[1] zu sagen. Es ist ja an sich betrüblich, zu welcher Bescheidenheit in den Ansprüchen man heute bei einem Ruf auf ein wichtiges Ordinariat gezwungen ist. Was früher glatte Forderungen waren, ist heute beinahe eine schüchterne Bitte. Ich finde aber Ihre Eingabe nach Form und Inhalt durchaus richtig und vermisse nur einen Punkt, über den Sie sich wahrscheinlich im Rahmen der selbstverständlichen Gegebenheiten schon vergewissert haben, d. i. die Frage der etwaigen Witwen-Pension; sie liegt mir insofern nahe, als in der Ostzone unsere Witwen nichts bekommen. Wenn ich das gewußt hätte, wäre ich noch kurz nach dem Krieg einer Aufforderung nach dem Westen gefolgt. Da ich buchstäblich alles verloren habe, einschließlich des Vermögens meiner Frau in Dänemark und einschließlich meines Hauses, weil das unbebaute Grundstück früher einem Juden gehört hat, so ist die angeschnittene Frage im Augenblick meine größte Sorge.

Was Sie mir vom Marburger Institut erzählen, entspricht ja der Vorstellung von Lethargie, die ich davon gehabt habe. Aber da ist doch immerhin, selbst unter den heutigen Verhältnissen, etwas zu machen und dazu sind Sie der Mann. Mit Bewunderung und Sympathie denke ich an Ihre Frau, welche alle die Schwierigkeiten nicht scheut, die Ihnen Beiden in dem „fremden" Lande bevorstehen können. Aber ich glaube nicht nur sie, sondern auch Sie könnten auf die Dauer von der abseits gelegenen, nicht-akademischen Stelle in Salzburg nicht befriedigt bleiben, wenn es auch ein Stück „Heimat" ist…

Es ist in der Tat erstaunlich, mit welcher Energie — manchmal ist es sogar mehr — Dr. Springer wieder an die Verlegerarbeit gegangen ist. Er ist im Westen sicher eine seltene Erscheinung. Alle Menschen, welche viel in beiden Zonen verkehren, behaupten immer, daß Berlin unvergleichlich lebendiger, tätiger und fleißiger ist als der Westen; auch Kaufleute haben mir das bestätigt, und auch diese haben es ja bei uns nicht leicht.

Mit herzlichen Grüßen, auch mit Glückwünschen von meiner Frau an Sie beide   Ihr R. Rössle

---

[1] Betrifft meine Forderungen anläßlich eines Rufes nach Marburg.

(Nr. 12)

Lieber Freund.   14.12.48.

Vor mir liegt ein noch unbeantworteter Brief von Ihnen aus Uppsala ohne Datum, aber von Ende September und seitdem schrieb ich nicht, weil ich nicht wußte, wie lange Sie im Norden bleiben würden und auch jetzt vermute ich Sie immer noch dort, weil ein heute von C. Kaufmann aus Marburg erhaltener Brief nichts davon erzählt, daß Sie, wie beabsichtigt, die Heimreise über Marburg machten. Die Saumseligkeit (wirklich selig?) der hessischen Behörde ist unerhört. Oder Geldnot? Das kann Ihnen ja keine besondere Lust machen, den Ruf anzunehmen. Mittlerweise sind Sie gar in Schweden heimisch geworden? Will man Sie behalten?

Was Sie über das Schwinden des wissenschaftlichen Ansehen Deutschlands und der deutschen Sprache in Skandinavien sagen, ist leider nur zu wahr, aber nicht aufzuhalten. Die Holländischen Excerpta medica, gestohlenes Patent Springers, haben zuerst überhaupt keine deutschen Arbeiten referiert; ist es jetzt besser geworden? Haben Sie Virchows Archiv überhaupt dort (in Schweden) auf einer Bibliothek gesehen? Bei uns wird zuviel gedruckt und das Niveau ist auch nicht gut. Immerhin war ich von dem Pathologen-Kongreß in Dortmund nicht enttäuscht und hatte den Eindruck eines ganz ordentlichen Nachwuchses. Die Tagung war auch sonst, Dank Boemke[1], recht hübsch und ganz friedlich. Es gibt aber allerlei oder gab wenigstens Spannungen. ...

Ich überlege meinen Abgang aus dem Amt hin und her; es ist auch leider eine wirtschaftliche Frage. Im Grunde genommen gäbe es mehr als einen triftigen Grund, diese Fakultät u. Universität zu verlassen. Aber was und wohin dann? Wir sind jetzt vielleicht zeitlebens eingesperrt. Das sollte ich aber nicht sagen, da ich doch an Sie als meinen Nachfolger auch denken muß. Zur neuen „freien" Universität ist kaum einer übergelaufen. ...

Nachdem die Engländer die Hälfte meiner Möbel unbrauchbar gemacht u. diese mir ausgehändigt haben (so daß ich sie lagern muß), haben sie die andere Hälfte verschwinden lassen, und könen sie jetzt, trotz höheren Befehls, nicht mehr finden. Dies und die allgemeinen Berliner Drangsale haben uns mit den verschiedenen Währungsreformen vielen Aerger bereitet. Nur die Arbeit macht noch Spaß, sonst ist die Lage sehr lustlos. ...

Von meiner Frau soll ich Sie beide herzlich grüßen. Dasselbe tue ich und wünsche alles Gute zum Fest und zu dem entscheidungsträchtigen Neuen Jahr.

Ihr   R. Rössle

---

[1] Direktor des dortigen Pathologischen Instituts.

(Nr. 13)

Liebe Freunde,   9.2.49.

ich habe zunächst für den „männlichen Brief" vom 27. Dez. 48 und dann für
einen entzückenden „weiblichen Brief" vom 24. Januar 49 zu danken, der letztere
wird noch einen besonderen Dank bekommen, da er mich insofern gefreut hat,
als er hinter dem Rücken des Herrn Gemahls geschrieben war, das tut einem
alten Kavalier gut.

Heute habe ich eine wichtige Nachricht. Ich habe mich veranlaßt gesehen,
um meine Emeritierung einzukommen und bin neugierig, wie sich das neue Leben
anlassen wird. Auch der äußere Rahmen dazu wird insofern neu sein, als wir endlich eine eigene Wohnung zugewiesen bekommen haben, für die die übrig geblie-
benen, wenn auch beschädigten Möbel reichen werden. Die künftige Adresse
wird lauten: Charlottenburg, Reichskanzlerplatz 8/V, etwas hoch, aber ich hoffe,
eine gute Uebung für die alten Herzen. Es ist klar, daß ich, lieber Freund Hamperl,
den Versuch machen werde, Sie auf die Berufungsliste zu bringen, und es ist mir
klar, daß Sie wenig Neigung verspüren werden, mein Nachfolger zu werden. Ich
frage aber garnicht, sondern tue, was nach den alten Maßstäben rechtens ist.

Daß Sie immer noch nicht mit (der Berufung nach) Marburg fertig sind, bekümmert mich etwas, denn diese schleppenden Verhandlungen können nicht
geeignet sein, einem gerade besondere Lust zu machen. Aber Sie müssen wieder
auf einen Lehrstuhl. ...

Um uns brauchen Sie sich nicht zu sorgen, insbesondere ist die Ernährung
durch die Luftbrücke nicht schlechter, sondern besser geworden und mit der
Heizung geht es auch. Nur folgt eine Erkältung der anderen und schreibe ich
Ihnen auch gerade von einem, der Wohnung benachbarten Roten-Kreuz-Kran-
kenhaus aus, wo ich mich von einer solchen erhole.

Ich bin mit herzlichen Grüßen, auch von meiner Frau, an Sie Beide,

Ihr R. Rössle

(Nr. 14)

Lieber Freund.   26.4.49.

Ich habe manchem lieben Menschen in der letzten Zeit nicht geschrieben, teils
weil die Hetze des Alltags zu groß war, teils weil ich meine Niedergeschlagenheit
nicht hätte unterdrücken könen.

Es kam alles zusam̃en: zum ersten Mal in meinem Leben wirtschaftliche
Sorgen, ewige Erkältungen, vergebliche Bemühungen um Wohnungswechsel und
in diesem kein besonderer endlicher Erfolg durch ein befriedigendes Heim.
Einiges wissen Sie ja sicherlich aus mündlichem Bericht von Hötzl, der selbst
nicht nur ungewöhnlich geschickt, sondern auch ein Glückspilz ist. Aber er und
ein paar Handwerker waren uns wirkliche Hilfen, desgleichen die kleine tapfere
2. Frau Apitz (z. Z. Famula im Pathologischen Institut).

Stellen Sie sich vor, daß bei der vorjährigen Währungsreform mir die sowjetisch-deutsche Wirtschaftskommission alle Ersparnisse (die ich größtenteils, nämlich Gehalt u. „Einlauf" auf dem Postscheck ansammelte) entzog und bis heute blockierte. Das Übrige wurde auf 1/10 abgewertet. Ersteres weil ich im britischen Sektor wohne; die neue Währungsreform bestraft die Professoren der alten Universität dafür, daß sie noch drüben verdienen, indem sie ihnen den Umtausch von 300 Mk-Ost in Westgeld, den die anderen gewährt erhalten 1 : 1, versagt. Dies soll nun künftig wieder geändert werden; aber was darüber ist, muß ich durch Geldwechsel (1 WestMk = 4—5 OstMark) eintauschen! Als ich die Möbel vom Spediteur in die neue Wohnung im 5. Stock am Reichskanzler-Platz ausgeliefert bekam, d.h. den Rest, den mir die Engländer gelassen hatten, fand sich kein Schrank unerbrochen, kein Bett vollständig, alle Schlösser erbrochen, viele Bücher (z.B. alle Klassiker) gestohlen; all dies muß schon durch die englische Besatzung in unserem Haus geschehen sein. Jetzt sind wir 5 Wochen im Umzug (in Etappen) und noch lange nicht fertig. Meine restlichen Bücher kann ich nicht unterbringen, die von zu Hause möchte ich im Institut (oder Akademie), die wissenschaftliche Privatbibliothek im Institut (dorthin seinerzeit geflüchtet) zu Hause haben (vor der Emeritierung!), aber vor dem Brandenburger Tor steht die Westpolizei und läßt nichts heraus und hinter dem Tor die Ostpolizei und läßt nichts heraus. Jedes Auto wird kontrolliert! Dies ist nur eins von vielen Beispielen der Hemmung. — Meinen Abgang aus dem Amt habe ich schon voriges Jahr dem Dekan mitgeteilt, offiziell im Januar 49 eingegeben, der Dekan hat alles verschlampt. Wäre ich jetzt wie ich wollte gegangen, wäre kurzer Hand von den Russen u. der SED ... mein Nachfolger geworden! Ob ich es überhaupt irgend einen Einfluß nehmen kann? Sie könen sich denken, was ich für Aufregungen gehabt habe; mein guter Schlaf scheint verdorben. In der ganzen Ostzone kein Nachfolger zu kriegen? Ich selbst werde im Westsektor verdienen müssen; aber das sind noch unklare Pläne. ... Immerhin haben es die armen Gefangenen unter unseren Schülern und Kollegen noch viel schlimer. Man muß sich bescheiden.

Ihr Rössle

Aus einem Brief von Hamperl an Rössle v. 7.5.49. aus Salzburg:
„Übrigens war das Kärtchen, das dem Briefe beilag, in dem vertraulicheren „Du" gehalten, so daß ich zunächst etwas unsicher war, ob es an mich gerichtet sei; Absicht? Zufall? Mißverständnis? — Jedenfalls war ich alles andere als beleidigt, sondern eher durch den Gedanken geschmeichelt, daß Sie mich irgendwo in Ihrem Unterbewußtsein noch enger zu den Ihrigen rechnen als es unserer gewöhnlichen Anrede entspricht."

(Nr. 15)

Lieber Freund. 15.5.49.

... Endlich komt ein wenig Ordnung in unser Leben, wird die Wohnung wohnlich, die Pläne der Emeritierung und der Reisen deutlich.

Ich lese in diesem Semester nicht mehr, bleibe aber noch im Amt bis Ende des Semesters, gehe aber Pfingsten in Urlaub.

Durch Schlamperei des Dekans ist die Beratung über meine Nachfolge noch in
den Anfängen, mit der Grund, weshalb ich mit dem Abgang noch gezögert
habe. Daß die Möglichkeit besteht, daß ... von staatswegen eingesetzt wird,
schrieb ich wohl. Unterdessen hat die erste Kom̄issionssitzung stattgefunden und
es herrschte Einstimmigkeit darüber, einen gewissen Hamperl an die erste Stelle
zu setzen. Ganz ohne Hoffnung bin ich dabei nicht, weil mit der Aufhebung der
Blockade die Verhältnisse in Berlin sich sehr bessern köñen. Was die Stellung der
Professoren an der alten Universität anbelangt, so tut die Sowjetische Admini-
stration wirklich alles, um ihnen bevorzugt das Leben zu erleichtern und politische
Bindungen hat man bisher ganz ablehnen köñen. Wenn wir uns in Berlin oder
Kiel sehen, wollen wir das „Du" auch richtig in Ordnung bringen. Einverstanden?

Um mit meiner weiteren Arbeit, die eine Unterhaltung werden soll, vom alten
Charité Institut unabhängig zu sein, besonders wenn ein unerwünschter Nachfolger käme, suche ich Verbindung in einem Westsektor Berlins mit einem
größeren oder mit mehreren Krankenhäusern. Das wird auch über die noch nicht
absehbaren wirtschaftlichen Engpässe hinüberhelfen, über die ich ja ruhig mit
Ihnen werde sprechen köñen, schon um zu verhindern, daß Sie sich deswegen
Sorgen machen. ...

Viele herzliche Grüße an Sie und Ihre Frau, auch von der meinigen.

Ihr Ro Rö

(Nr. 16)

Lieber Freund. Ljän/Oslo, 29.7.49.

... Billige vollkoñen Deine Antwort nach Berlin[1]. Die Anfrage ist unverschämt,
zeigt aber, warum meine Fakultät so viel Mißerfolge haben mußte mit den Neu-
besetzungen. Zu einem solchen „Ruf" kann man gar nicht gratulieren. Könnte
Wodka dahinterstecken oder der „Rufer" Patient des zitierten Psychiaters; den
wir übrigens erst seit kurzem wiederhaben u. von dem ich mir nicht denken kann,
daß er irgend etwas damit zu tun hat — Du gehst also nicht nach Schweden![2]

Ihr Ro Rö

---

[1] An das ostdeutsche Kultusministerium.

[2] Man hatte mir nahegelegt, mich um eine Professur an der Medizinischen Fakultät in Göteborg/
Schweden zu bewerben.

(Nr. 19)

Lieber Freund.   26.10.49.

Ich wollte Dir doch sagen, daß ich es von Dir sehr vernünftig finde, daß Du
Dir das Milieu hier einmal ansiehst; ich bin Dir sogar recht dankbar für Deine
Absicht, weil man mir nachsagte, daß ich pro forma für Dich eingetreten bin.
Ich kann Dir nun nicht schriftlich zureden, mehr zu tun, weil sich von Woche
zu Woche das unaufhörliche Kaleidoskop der armen Humboldt-Universität
ändert.

Seit 1. Oktober habe ich im Städtischen Krankenhaus Tempelhof angefangen
zu arbeiten; wenn es so weiter geht, will ich zufrieden sein. Ich versuche wieder,
Dich in Marburg zu erreichen, und hoffe, daß Du es besser findest als erwartet.
Früher hättest Du natürlich mit einem Berliner Ruf dort was durchsetzen köñen.
Auf alle Fälle soll er Dich freuen, auch wenn Du nicht anniñst. Dich hätte ich
am liebsten hier gehabt. Inzwischen macht Linzbach seine Sache ganz gut, wie
er sich überhaupt recht herausgemacht hat. . . . . . .

Daß ich auf Deinem Schreibtisch stehe, hat meinem alten Herzen wohlgetan.
Hoffentlich niñst Du das Bild nicht weg, wenn Du meine nächsten Krebsarbeiten
lesen wirst[1]. . . .

Dein Ro Rö

(Nr. 21)

Lieber Freund.   26.3.50.

Es ist richtig: wir haben lange nichts voneinander gehört. Was mich betrifft,
so war ich bei der Ungewißheit des Zustandes meiner Frau gar nicht im Stande
zu schreiben. Alle Tage mache ich seit mehr als einem Vierteljahr den langen und
mühsamen Weg zu ihrem Krankenhaus, nachdem ich den Vormittag von 8—13^h
in Tempelhof bei meiner Arbeit gewesen bin: „Chefarzt der Pathologischen Abteilung"! . . .

Ich bin Dir dankbar, wenn Du es noch nicht aufgegeben hast, wenigstens den
Ruf nach Berlin an Ort und Stelle zu beurteilen. Ich habe mich zurückgehalten,
Dich irgendwie zu beeinflussen, kann Dir aber nicht verhehlen, daß ich froh bin,
in der Charité Schluß gemacht zu haben. Linzbach, der die Vertretung nicht nur

---

[1] Über die Metastasierung bösartiger Geschwülste auf dem Schleimhautwege und ihre Bedeutung
für das Problem der Malignität. Virchows Arch. *316:* 501—524 (1949).

Zur Frage der Krebsmetastasierung auf dem Schleimhautwege. Arch. f. Geschwulstforschg.
1 HH 1/2 (1949).

Versuch einer natürlichen Ordnung der Geschwülste.
Deutsche Med. Wschr. *75:* 7—11 (1950).

Stufen der Malignität. Sitzungsber. Dtsch. Akademie d. wiss. Math.-naturwiss. Klasse 1949,
Nr. 5 (1950).

ganz gut macht, sondern sogar Zeit findet, seine sehr guten Arbeiten zu pflegen, ist auch nicht glücklich; für seine zwei Familien, beide mit Westgeld versehen, hat er große Schwierigkeiten; in Ost-Berlin zu wohnen, diese Forderungen zu erfüllen und damit einen Teil sich pekuniär zu erleichtern, haben nur wenige sich entschlossen, so z. B. Brugsch. Komm und sieh! Wenn ich heute in eine Fakultätssitzung gehe, finde ich mich in einer Versam̄lung von Vertretern und Oberärzten, die dem Dekan (Brugsch) gegenüber willenlos und wie die wenigen Alten gleichgültig sind. Die „Linden-Universität" verödet mehr und mehr. Es ist traurig. In ihrer Geschichte wird einst kein Mann verzeichnet werden, der sich dem Untergang wirksam entgegengestem̄t haben wird. Wie tun mir die Studenten leid! Aber ist es nicht überhaupt traurig, heute ein Deutscher zu sein? Ich beneide den jungen Freund Hötzl, der sich rührend meiner Frau und meiner selbst annim̄t, daß er als Oesterreicher etwas außer dieser Depression steht ...

Grüß Deine Frau herzlich! Auf Wiedersehen mein Lieber.

Dein alter Ro Rö

Nachschrift: 27. 3. 50. Liebe Freunde. Ich öffne nochmals diesen Brief, um Euch mitzuteilen, daß meine liebe Frau heute morgen unerwartet rasch, friedlich verschieden ist. Ich bin sehr allein.

Euer R.

(Nr. 24)

Lieber Freund.   21. 7. 50.

Begeistert lese ich seit Wochen in den kurzen Zeiten der Muße Goethes Gespräche (nicht mit Eckermann!); als 81jähriger sagt er zu einem Besucher: „Mit Briefantworten muß man nolens volens Bankerott machen". ...

Ich merke, daß Berlin jenseits einer Grenze ist, die sogar schalldicht zu werden anfängt. So sehr ich das Bedürfnis habe, bei den ewigen Spañungen in Berlin, Ruhe zu haben und mich zurückzuziehen, glaube ich doch, daß man alles tun soll, zusam̄enzuhalten und alle Spaltungen in den Fachgesellschaften zu vermeiden. Es gelingt mir, wenigstens die hiesige Berliner Pathologen-Gesellschaft noch in der alten Form zu halten, d. h. unter Beteiligung der westlichen Prosektoren (mit Ausnahme von W. Koch, Ordinarius der „freien" Universität), mit dem ich persönlich aber gut stehe. Für morgen z. B. habe ich östliche und westliche Kollegen nach Tempelhof zusam̄engebeten zu einem Vortrag von Ernst Herzog (Chile), der z. Z. bei Froboese Gast ist. ...

Eigentlich sollte jeder Inhaber eines Pathologischen Lehrstuhls den Beweis erbringen, daß er das ganze Gebiet beherrscht. Ich habe jetzt bei der Abfassung meines eben abgeschlossenen „Atlas"[1] gesehen, wie schwer es ist, gleichzeitig

---

[1] Rössle, R., Apitz, K.: Atlas der pathologischen Anatomie. Stuttgart: G. Thieme 1951.

16

dem ABC-Schützen und dem Gebildeten im Fach Genüge zu tun, ohne ausführlich zu werden. Ich hoffe, sein Erscheinen noch zu erleben und wäre Dir dann für ausführliche Kritik dankbar. ...

Zum 250jährigen Jubiläum der Akademie der Wisenschaften, das nicht ohne peinliche Gefühle für mein deutsches Herz abging, war Folke Henschen bei mir zu Gast vorige Woche. — Oft denke ich an Euch, sage das Ruth, die ich herzlich grüßen lasse, wiewohl der Brief wenig für sie enthält. Ich bin überdies mindestens 6 Mal durch Besuche u. Telephone z.T. lange unterbrochen worden. Dies spüre ich leider auch beim Wiederdurchlesen. Die Gefühle aber bleiben und „so fort an" (Göthe).

Euer Ro Rö

(Nr. 25)

Lieber Freund. .   30. 7. 50.

Ich danke Dir für Deinen Brief vom 25.7. und will gleich antworten, weil vielleicht das Schicksal eines braven Pathologen mit davon abhängt. Aus ihren jetzigen Stellungen herauszukoɱen, haben drei nötig: Linzbach, Meyer, König. Du frägst nur nach den beiden Letzten. Aber Linzbach hat es am nötigsten, ist der originellste und meint auch, mit Dir gesprochen zu haben. Er will weg und hat sich — bitte vertraulich — für die Prosektur am Urban (z.Z. Vater Meyer), Amerikanischer Sektor, beworben; eine Katastrophe mehr für die Charité. Denn er hat sich doch bewährt, ist beliebt u. klug mit Humor. Er hat eine merkwürdige Spätentwicklung genoɱen; zuerst lange unselbständig und fast schüchtern, hat er plötzlich seinen Weg gefunden, unter dem Einfluß seiner klugen Frau auch menschlich gewoɱen und wird aller Erwartung nach einer unserer besten jungen Pathologen werden. Z. Zeit hat er wieder etwas Originelles ausgeheckt.

Wladimir Meyer jun., Sohn des Obigen, Flüchtling, grauhaarig, feiner Typ, z.Z. etwas überreif bei mir, empfindlich gegen die Mitarbeiter, Einzelgänger, ohne Hinneigung zur altruistischen Tätigkeit, hat aus Gründen der weiteren Flucht aus Berlin den Wunsch sich zu verändern. Gute Manieren, begabt auf dem Gebiet der Speziellen Pathologie, sieht immer Dinge, an denen wir vorbeisehen. Ich kann ihn als Mensch und sattelfesten Obduzenten u. Mikroskopiker warm empfehlen, vielleicht weniger als Primus inter pares, bzw. unter Jüngeren; denn er hat keine besondere Neigung zum Anleiten u. Dozieren, obwohl er seine Demonstrationen bei unseren Krankenhauskonferenzen vorzüglich macht.

Endlich König: ursprünglich recht hoffnungsvoll, hat er Gräff zu viel an Zeit und Kraft u. Pflichterfüllung geopfert, still unter ihm gelitten. ...

Viele herzliche Grüße an Ruth u. Dich selbst   Dein Ro Rö.

(Nr. 27)

Lieber Freund.   20. 10. 50.

Aus dem beiliegenden Schreiben siehst Du, wie die Sache hier sich akut entwickelt[1]. Ich wurde tatsächlich nicht zu der Fakultätssitzung eingeladen und es müssen dort mir vorläufig unbekannte Vorgänge unter dem Einfluß von Brugsch gespielt haben, deren Schaden nur durch rasches Eingreifen verhindert werden kann. . . .
Sollte Dein Kommen den Virchow'schen Lehrstuhl nicht retten können, so wäre ich Dir wenigstens dankbar, wenn Du die maßgebenden Herren der Unterrichtsbehörde über Personalfragen unterrichten möchtest und vor allem die z. Zt. dann relativ beste Besetzung durch Bredt unterstützen würdest. Ich hoffe Donnerstag oder Freitag der nächsten Woche wieder in Berlin zu sein.
Brugsch hat mir dreimal, zuletzt noch im Juni, versichert, daß er von seinem Amte zurücktreten würde, wenn Anders berufen würde. Heute klingt es schon ganz anders, was er mir sagte.

Mit herzlichen Grüßen   Dein Rössle

(Nr. 28)

Lieber Freund,   16.11.50.

mit bestem Dank bestätige ich den Empfang Deines Briefes vom 13. 11. 50 und des beiliegenden Schreibens an den Dekan Brugsch.
Ich finde es ausgezeichnet und außerdem klug von Dir, Deine Absage[2] auf diese Weise zu motivieren. Ich bin Dir besonders dankbar, daß Du mich vor der Absendung mit ihr bekannt gemacht hast, weil ich darauf wartete, Dr. Hall, der bis heute verreist sein wird, in der Angelegenheit meiner Nachfolge zu sprechen. Ob sich weitere Gespräche daran anschließen, weiß ich noch nicht, werde Dich aber auf dem laufenden halten. Jedenfalls hat es für mich keinen Wert, im Augenblick mit Brugsch zu sprechen, der ja behauptet hat, Bredt hätte abgesagt, was nach einem neuen Brief von Bredt gar nicht zutrifft. Ich stehe also vor der Frage, wie Egmont, das auf dem abschüssigen Weg niedersausende Gefährt aufhalten zu wollen oder, weil unaufhaltsam, alles seinen katastrophalen Gang gehen zu lassen. Sage mir, was Du dazu meinst.

Einstweilen so viel   Dein Rössle

---

[1] Besetzung des Pathologie-Lehrstuhles an der Charité.
[2] Ablehnung des Rufes an die Charité wegen des Fehlens einer bindenden Zusage für einen gründlichen schnellen Wiederaufbau des Pathologischen Institutes.

(Nr. 29)

Lieber Freund. 17.11.50.

In Normalzeiten wäre es mir sehr leid gewesen, wenn Du meine Nachfolge abgelehnt hättest; heute — bei diesen Umständen — finde ich es nicht nur gerechtfertigt, sondern Du hättest mir leid getan, wenn Du in diese Wirtschaft geraten wärest. Ich habe Dir ja auch nie zu- oder abgeredet; aus meinen Auskünften mußtest Du selbst Deine Schlüsse ziehen. Wieder bin ich nicht zu einer Fakultätssitzung von Brugsch eingeladen worden; wie er sagt, weil nicht über den Virchow'Lehrstuhl beraten wurde; in Wahrheit hat er geäußert, ich sei nur aus persönlicher Antipathie gegen .... Aus welchem Grunde hat er mir 3 × (voriges und dieses Jahr, noch im Juni) versichert, er würde sein Amt niederlegen, wenn ... eingesetzt würde? Heute habe ich wegen Bredt mit Dr. Hall gesprochen. Ueber Deine Entscheidung habe ich nichts gesagt. Du kannst jetzt Deine Absage schicken. Ich wünsche Dir alles Gute und danke Euch für Eure Freundschaft.

Dein Ro Rö

(Nr. 31)

Lieber Freund. 12.1.51.

... In der letzten Zeit habe ich mit der Entwicklung an meiner alten Universität wieder Kummer gehabt, nicht nur ist Anders, wie ich höre, jetzt endgültig bestätigt, sondern wie erwartet, höre ich auch von Versagern und vor allen Dingen bekümmert mich, daß Rademacher, ohne Angabe der Gründe, 2 Jahre vor seiner Pensionierung kurzerhand entlassen und ins Elend gestoßen ist. Er ist ein Pechvogel, denn er war schon unter den Nazis dauernd verfolgt. Dr. Hall, welcher Charité-Direktor ist, behauptet, er wisse nichts von der Sache. Ich habe aber das offizielle Schreiben gesehen, denn Rademacher kam vollkommen vernichtet zu mir in die Wohnung[1].

Grüße nach Hause! Dein Ro Rö

(Nr. 32)

Lieber Freund. 16.2.51.

... Ich werde derartig von allen Seiten persönlich in Anspruch genommen, daß ich nun schon sehr das Bedürfnis habe, mich allmählich zurückzuziehen und mein eigenes Leben noch etwas zu leben. Es hat mir nämlich nichts geholfen, hier

---

[1] Wie ich jetzt höre, ist R. nur als „Inspektor" ausgeschaltet, darf aber als „Präparator" bleiben!

die kleine Prosektur[1], die ich nötig hatte, einzurichten und zu versuchen, mich zu isolieren. Es müssen nun endlich auch die Jüngeren heran. ...

Was mich mehr und mehr bedrückt, ist die Aufgabe der Einleitungskapitel für das *Handbuch* von Büchner-Letterer-Roulet. Wenn ich nur nicht die Torheit begangen hätte, auch da Ja statt Nein zu sagen.

Einstweilen mit herzlichen Grüßen   Dein Ro Rö

(Nr. 33)

Liebe Ruth.   24.2.51.

Was magst Du von mir denken? Du schreibst mir liebe Briefe, Du suchst das beste Buch, das Du Dir denken kannst, für meine Einsamkeit an Weihnachten aus und ich bleibe stumm und bliebe es vielleicht noch länger, wenn ich mich nicht vor dem Wiedersehen als Undankbarer in Hannover[2] fürchtete.

Und warum? Herwig, der liebe und gütige Gute, hat es zum Teil erraten: Ich bin in einer mich quälenden Entschlußlosigkeit doppelter Art: 1.) Berlin noch weiter oder möglichst schnell trotz unabsehbarer Schwierigkeiten fort von Berlin? 2.) München oder Marburg[3]. Ist es nicht unrecht von mir, Marburg zu bevorzugen, wo mich die alten Schwestern in der alten Heimat erwarten und mit denen ich nicht zusam̃enziehen will. Im Hintergrund noch ein dritter Plan: Vereinigung mit der Tochter der sehr geliebten Grete, die von Oslo wegstrebt, sobald sie glauben darf, die Mutter- und Vaterpflichten an den Söhnen genügend erfüllt zu haben.

Wir müssen Zeit finden, in Hannover miteinander unter 6 Augen zu sprechen. Ich sollte nicht zu schwerfällig sein, einen Plan auszuführen, ohne einen späteren aufzugeben. Sehr wichtig wird sein zu erfahren, wie Eure Baupläne sind und wie ich mich daran beteiligen könnte.

Und noch etwas sehr Wichtiges: Werden wir, speziell wir zwei unter dasselbe Dach passen? In Deinen Augen bin ich ein Heide und eine from̃e Frau muß (?) sich als Missionarin fühlen; habt Ihr Katholiken nicht die Pflicht, Seelen nach Eurem Glauben zu retten, die Ihr sogar die Nottaufe bei unschuldigen Neugeborenen in priesterlicher Vertretung ausführt.

Ach Ruth! Wie ist die Erde so ein kleiner Stern und der Mensch so ein armer Teufel! Und wird so wenig vom anderen verstanden, daß er von seinem besten Freund für einen Atheisten gehalten werden kann? Je mehr wir wissen, desto mehr müssen wir glauben; aber der Glauben ist ein noch unsicheres Ding! Und *schließlich* kom̃t man, d.h. der Atheist, zu dem bescheidensten Glauben, nämlich daß es eine echt menschliche Unbescheidenheit ist, sich von Gott eine Vorstellung machen zu wollen und gar zu beten. Ich habe beim Tode meiner Frau nicht

---

[1] Im Krankenhaus Tempelhof.
[2] Anläßlich des Pathologen-Kongresses 1951.
[3] Wir hatten R. eingeladen, dauernd zu uns in unser geplantes Haus zu ziehen.

gebetet und das war mir ein Beweis, daß mein Glaube, den Du Unglauben nennst, fest ist. Ich liebe Euch sehr, aber liebt Ihr mich genügend, um meinen bescheidenen „Unglauben" zu achten bzw. zu ertragen?

Hötzl übergab mir vor ein paar Tagen Herwigs Salzburger 3 Vorträge[1] und ich fing heute an, sie in der Bahn zu lesen; ich freue mich weiter darauf; die Einleitung ist prachtvoll. Darf ich sagen, daß Guardini mich nicht packt? In meinem Gymnasiasten-Gesangbuch las ich, wenn der Pfarrer Moral predigte (durfte dieser Pfarrer?), die Gebete einer Schwangeren und einer Reisenden in Seenot mit Vorliebe; kannst Du Dir denken, weshalb sie für mich mehr Gebet waren als Guardinis Hymnen?

Ich hoffe, daß Du mir dieses nicht übelnimmst, sonst muß auch ich wieder „Sie" sagen, so wie Du es in Deinen letzten Briefen getan hast. . . .

Seit November war ich ohne meine Hausgehilfin, zuerst und jetzt noch mal zuletzt ganz auf mich angewiesen, da auch die Vertreterin plötzlich ins Krankenhaus mußte. Aber jetzt habe ich wieder meine gute Frau Lange und bin wohl versorgt. Obwohl ich gar nicht wenige Freundinnen habe, sind sie entweder fern oder es sind, wie Grete sagt, meine „lahmen Enten" (Galsworthy), krank oder brauchen selbst Hilfe. Aber Hötzls haben reizend geholfen!

Für heute ist es spät, meine Schuld ist zwar noch kaum als Briefschuld abgetragen, aber ich muß schließen.

Viele Grüße Euch beiden   Euer Ro Rö

(Nr. 34)

Lieber Freund.   15.4.51.

. . . Ich danke besonders für die letzteren Bemühungen; meine wirtschaftliche Lage ist noch zu unsicher, um sofort zugreifen zu könen[2]. Wie Du weißt, bin ich ja, da ich außerhalb Berlins ganz auf meine Vermögensreste angewiesen sein werde und meinen Kindern (die beide keine Verdiener sind) nicht bloß Schulden hinterlassen möchte, z.Z. noch ein Spekulant auf bessere Zeiten; solche könen nur dadurch für mich aufkomen, daß ich Einkünfte aus meinem Haus ziehe, die Papiere in Berlin dem Westen angeglichen werden und Dividenden bzw. Zinsen tragen. Das Haus ist mir diese Woche wieder als Eigentum zugesprochen worden; niemand kauft Häuser in Berlin und es gibt auch keine Mieter, die eine dem Wert (und den Orts-Steuern) entsprechende Miete zahlen könen . . .

Ich schreibe schon den ganzen Tag Briefe. Deshalb dies in Kürze, damit Ihr nicht wartet. Alles Gute u. herzliche Grüße.

                                                   Robert R.

---

[1] Leben, Krankheit und Tod. Die Krankenschwester 1948: 103—107. 1949: 9—14; 23—26.
[2] Eventuelle Übersiedlung nach Marburg.

(Nr. 36)

Lieber Freund. 5.5.51.

Die erste Andeutung bei meinen Schwestern in München, ich könnte nach Marburg gehen bei einem Wegzug von Berlin, hat solche Enttäuschung, ja Entrüstung ausgelöst, daß ich jetzt noch vorsichtiger mit meinen Entschlüssen sein muß. Die Frage ist ja auch solange nicht akut, als meine wirtschaftliche Lage nicht genügend geklärt ist. Auch werde ich im Juli Gelegenheit haben, meine Schwestern zu sehen.

Zum ersten Mal kam mir auch der Gedanke, was dann wäre, wenn ich in Marburg säße und Ihr geht an eine noch schönere Universität!?
Ich sehe zur Zeit, wie allein ich in Berlin bin. Aber manchmal liebe ich meine Einsamkeit. Ein gutes Buch kann z.B. viel helfen: ich las im Bett die höchst interessante Biographie (z.T. Selbstbiographie) von Schliemann; kennst Du seinen Briefwechsel mit Virchow? Außerdem empfehle ich Somerset Maughams „Katalina"; ich las es englisch.

Viele Grüße an Euch beide. Dein Robert.

(Nr. 37)

Lieber Freund. 17.6.51.

Jetzt will das Landesgesundheitsamt uns Prosektoren der Stadt verpflichten, unentgeltlich für weitere Städtische Krankenhäuser zu arbeiten, für die wir nicht angestellt sind, ich z.B. für Wilmersdorf, das eine angesehene Nebeneinnahme war. Beweggrund ist zuletzt der Neid und das Gerücht, einzelne von den Prosektoren verdienten 20—40000 Mk.

Nun wurde gemeinsam — unter Führung von Froboese protestiert. Sollte eine widerrechtliche Entscheidung oder Abfindung geschehen, gehe ich ab. Dann wird die Sache München u. Marburg? Umzug florid! Allerdings muß ich auch mit meinem Haus Halmstr. ins Klare komen; es ist z.Z. nicht zu verkaufen. Das wirtschaftliche Pech verfolgt mich.

In den nächsten Tagen erscheint mein „Atlas"[1]; es geht Dir ein Exemplar zu; nim es als ein ebenso selbstverständliches wie freudiges Geschenk an; zögere nicht, mir Deine offene Meinung zu sagen; ich weiß selbst, wo es mangelt, jedenfalls z. Teil; am Schluß des Krieges bestand Apitz' u. mein Werk aus Scherben und es hat Lücken, die nicht mehr gedeckt werden konnten. Die koloristische Technik ist aber jedenfalls besser als der zwar großartig umfassende, auch pathologische Histologie umfassende Color-Atlas der Amerikanischen Marine-Schule (Geschickter). Über dieses habe ich eine sanfte Kritik in der Deutschen Medizi-

---

[1] Atlas der pathologischen Anatomie. Eine Sammlung typischer Krankheitsbilder der menschlichen Organe. Gemeinsam mit K. Apitz. Stuttgart: G. Thieme 1951.

nischen Wochenschrift geschrieben, nicht vom Konkurrenzstandpunkt; denn
mein Buch sollte für deutsche Studenten sein, ist allerdings dafür zu teuer
geworden.

Mit bestem Dank geht der geliehene Sonderdruck (Sonderdr...? nein) von
Bienengräber über Metastasen an Dich zurück.

Cand. med. Hort, der sein Staatsexamen in Marburg macht, schrieb mir, daß
Du seine demnächst in Virchows Archiv erscheinende Arbeit als Dissertation
annehmen willst. Alles, was Du für diesen hochbegabten und braven Studenten
tun willst, lohnt sich; er ist der wertvollsten einer und ein lieber Kamerad unter
seinen Altersgenossen. Dr. Meyer kennt ihn aus meinem Institut.

Dein letzter Brief vom 11.5., für den ich Dir noch nicht gedankt habe, weil
mir ein Satz großes Kopfzerbrechen, aber auch z.T. Klarheit brachte, ist noch
unbeantwortet. Dich zieht die Heimat, das ist so natürlich und wird bei Ruth,
deren Aufgabe das Heim und nicht die Öffentlichkeit ist, noch stärker sein. Es
gibt aber 3 österreichische Universitäten, die Dich werden haben wollen und
dann habe ich in Marburg Niemand. Dann um Gotteswillen nicht noch einen
senilen Umzug mit einem zu großen Schneckenhaus.

Viele Grüße an Euch Beide   R.

(Nr. 38)

Lieber Freund.   22.6.51.

... Es ist wieder ein ganzer Stoß Manuskripte für das Archiv zu lesen: Die
„Autoren" liefern mir ganze Monographien. Es ist entsetzlich, dann der Einzige
zu sein, der so etwas gelesen haben wird. Diese Art „Einsamkeit" ist auch bedrückend. ...

Dein Rössle

(Nr. 40)

Lieber Freund.   Berg (Ob.Bayern) ob Eurasburg (Isartal) 17.7.51.

Ich habe meine Vorträge (2 an 1 Tag!) in Augsburg mit gutem Erfolg hinter
mir und habe gelernt, daß man nicht allen Ehrungen ausweichen kann und soll;
es macht den Wohlwollenden noch mehr Spaß als Einem selbst und so habe ich
mich auch entschlossen, am 19. August[1] nicht von Berlin abwesend zu sein, zumal
etwas davon verlautete, daß Du im Auftrag der „Schüler" mir Arbeiten über-
reichen sollst.

---

[1] Anläßlich des 75. Geburtstages.

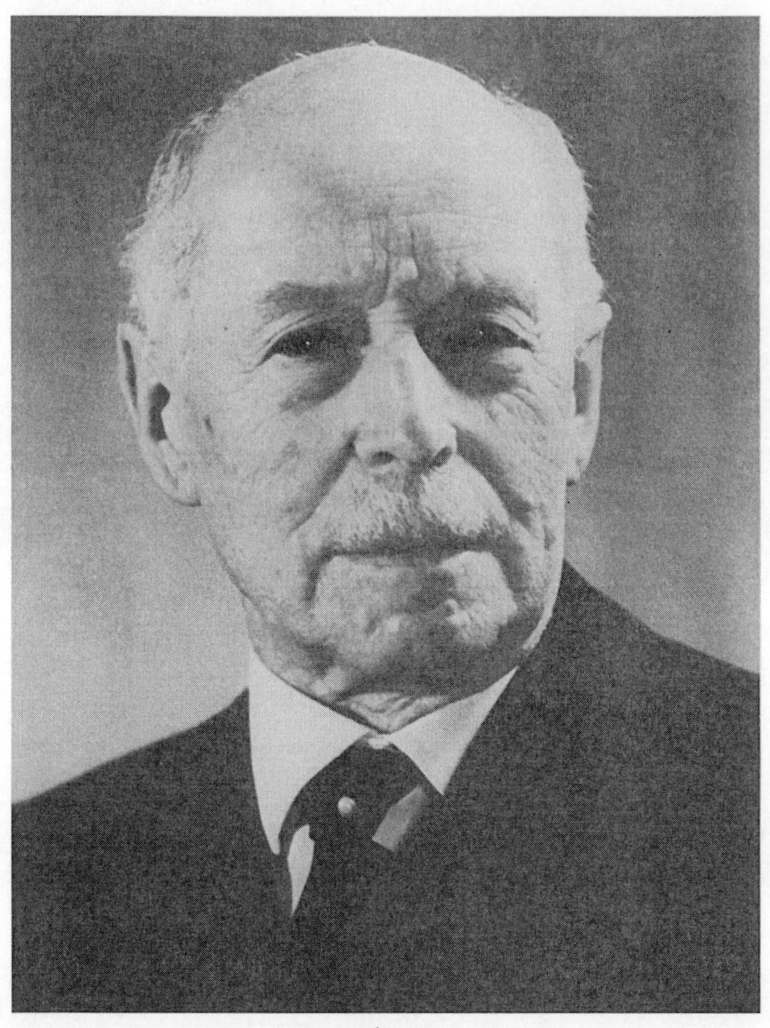

Prof. Dr. Dres. h.c. Robert Rössle (19.8.1876—21.11.1956)
Die Aufnahme stammt aus dem 80. Lebensjahr

Besonders nett fand ich in Augsburg, daß die süddeutschen Pathologen Lauche, Randerath, Müller, Hueck, gekommen waren und der Augsburger Prosektor Eminger hat sich rührend um mich bemüht. Ein Saal mit 1000 Aerzten war wohl das größte Auditorium, was ich erlebt habe ...

Ich bin mit Tochter und jüngster Schwester hier in einem einsamen und sehr einfachen Dorf-Gasthof in herrlicher Landschaft vor der Kette der Bayrischen Alpen oberhalb des Starnberger Sees. Übermorgen will Hueck mich besuchen, vorgestern waren Lüdeke mit Frau da.

Ich grüße Euch sehr herzlich!   Euer Robert R.

(Nr. 41)

Lieber Freund.   2.9.51.

Ich bin immer noch mit der Beantwortung des Briefstroms vom Geburtstag beschäftigt, aber bei den „lieberen" Sachen angelangt, wie ich vorhin schon an Ruth schrieb. Ich habe sehr viel Freundlichkeit erfahren, aber obenan stehen zwei große Geschenke: Das Album mit den Bildern meiner Mitarbeiter, die in so großer Zahl meine Freunde geworden sind und zweitens die von Dir veranlaßte und von Linzbach mit netten und warmen Worten überreichte Samlung mir gewidmeter Arbeiten.

Eine rasche Durchsicht hat ergeben, daß sie wohl alle für Virchows Archiv passend sind. Aber durch den Besuch von Grete, viele Einladungen und die riesige Korrespondenz bin ich noch nicht zum Lesen dieser Manuskripte gekomen, weil überdies in diesem ersten Ferienmonat Virchows Archiv von Abhandlungen so überschwemt wurde, daß ich bei Ferdinand Springer anfrug, ob ich unbeschränkt drucken lassen kann unter Voraussetzung des bisherigen Niveaus. Und diese Arbeiten habe ich, allerdings unter Ausmerzung verschiedener unbrauchbarer als lästige Aufgabe zuerst und schon fast ganz erledigt. Bei dieser Gelegenheit spreche ich Dir die Bitte aus, mir zu sagen, wenn Du im Archiv schlechte Beiträge finden wirst. Der Kampf um Kürzung ist oft vergeblich „Mein Kampf"!

Meine Zimmer waren der reine Botanische Garten, der Weinschrank war noch nie so voll, trotz sofort einsetzender Bemühungen um Verkleinerung der Bestände. ...

Nach Deiner wohlwollenden aber berechtigten Kritik[1] wegen meines Vortrags in Hannover[2] hatte ich eine große Angst vor den beiden Vorträgen, die ich für einen Aerztekurs auf *einen* Tag (!) in meiner Vaterstadt versprochen hatte. Ich hatte frecherweise, in Erwartung eines kleinen unwissenschaftlichen Hörerkreises, sowohl den pathologischen Vortrag (8^h morgens!) als den populären (8^h abends!) gar nicht aufgeschrieben und finde mich plötzlich nicht nur in einem Riesensaale

---

[1] Ich hatte Rössle geraten, nicht mehr öffentlich zu sprechen.
[2] Bemerkungen zur örtlichen Ausbreitung des Krebses. Verh. Dtsch. Path. Ges. *35*: 96—101 (1952).

mit über 1000 Aerzten, sondern im Beisein meiner süddeutschen Kollegen Lauche, Randerath, Müller-Erlangen, Hueck! Ich war mehr als „gerührt" durch diese Ehrung, und dann noch die durch den Oberbürgermeister usw. usw.!!...Die Strafe für den „Erfolg" war, daß ich nun hinterher die beiden, frei gehaltenen Vorträge „nachschreiben" muß[1]. Trotzdem will ich nächstes Jahr zu „schweigen" anfangen. Demnächst will ich in Verbindung mit der 2. Hälfte meines „städtischen Angestellten-Urlaubs" den Internationalen Allergisten-Kongreß in Zürich besuchen ...

Meine Pläne für später haben, mangels Klarheit über Pensionsansprüche (Berlin!) noch keine wirkliche Form bekom̄en.

Viele Grüße   Dein Ro Rö

(Nr. 44)

Lieber Freund.   1.11.51.

Ungeachtet der noch viel schlimmeren sonstigen Briefschulden sollt Ihr doch noch heute abend Dank für die heute erhaltenen Briefe haben. Dir, Herwig, ist schon länger eine Antwort auf 2 Briefe vorbereitet; einen ersten mit Deiner wohlwollenden Kritik des Atlas; ich vergleiche jede Deiner Bemerkungen mit den Bildern und mache mir Notizen; nicht als ob ich glaubte, daß eine 2. Auflage mal käme, sondern aus psychologischen Gründen; es ist merkwürdig, wie man sich an manchen Vorlagen über-gesehen hat; wenn ich auch nicht im̄er und jedes Mal der gleichen Meinung bin wie Du, ist die Schau des Freundes doch an sich reizvoll. Manchmal bin ich auch strenger als Du.

Sodann zu Deinem Brief wegen Chiaris Plan[2]. Natürlich ist er, auch uneingestanden, eine nations- oder vaterländische Angelegenheit, denke auch an das kurze Leben der „Krankheitsforschung" trotz internationaler Redaktion! Ich rate von jeder Erweiterung des deutschsprachigen Bücher- u. Zeitschriften-Waldes ab. Um in einem wichtigen, von Chiari erwähnten Punkte klar zu sehen, habe ich die Inkubationszeiten der „Autoren" für die letzten Bände zusam̄enstellen lassen, es mußte fast jeder 5—6 Monate auf das Erscheinen seiner Arbeit warten; längere Wartezeiten waren meist selbstverschuldet. Auf Befragen, ob ich selbst das Archiv einschränken soll, weil die Flut der Arbeiten noch zunim̄t, antwortete Springer, es solle jede wertvolle Arbeit gedruckt werden. Dann allerdings müßte ich noch mehr abweisen. Die Mahnungen und Bitten um Kürzungen sind endlos: „mein Kampf!"

Bald mehr von mir!   Dein Ro Rö

---

[1] Zur pathologischen Anatomie der Herzkrankheiten. 5. Vortragsreihe der Augsburger Fortbildungstage für praktische Medizin.
[2] In Österreich eine pathologisch-anatomische Archiv-Zeitschrift herauszugeben.

Lieber Freund. 16.11.51.

Ich bin begierig, ob Chiari's Zeitschrift einschlagen wird; ich habe aber doch ein wenig die Befürchtung, daß Deine und Feyrter's Mitarbeit dort von deutschen Kollegen mißverstanden werden könnte. Veranlassung dazu gibt mir ein dummer Brief — ich sage nicht von wem —, den ich nach der Berufung Feyrter's nach Göttingen erhalten habe, so als ob durch Eure Berufungen deutsche Kollegen übergangen worden seien. Nur aus diesem Grunde würde ich jede Art von Betonung, daß Ihr österreichische Professoren seid, bei dem elenden uneuropäischen Geisteszustand, der übrigens überall zu spüren ist, zu vermeiden empfehlen ...

Mit herzlichen Grüßen, auch an Ruth, Dein Rössle

Meine lieben Marburger Freunde. 12.12.51.

Versunken in die Bilder des schönen Marburg habe ich den halben Abend verbracht und will nun gleich danken für die schöne Stunde. Natürlich wirkt das Buch und das liebe Gedenken der Freunde an den Einsamen wie ein Magnet. Aber erst im Frühjahr, höre ich, wird die Möglichkeit der Festlegung einer westlichen Pensionierung gegeben sein; man wird immer vertröstet; an Weihnachten kommt meine Grete zu mir und reißt mich aus einer Niedergeschlagenheit heraus, die mir fremd ist und wie ich glaube, von einer leichten Vergiftung mit Strophantin u. Digitalis herrührt, die mir wegen leichter Herzinsuffizienz nach einer vernachlässigten Erkältung, verschrieben werden. (Dies vertraulich! Der Kollege — nicht Hötzl — hatte sich ja alle Mühe gegeben, nach meiner Ueberzeugung wieder übertrieben, wie es so geht zwischen Kollegen.)

Lieber Herwig: Dieser Tage erhielt ich von Feyrter die Nachricht, daß er Chiari — mit Beziehung auf mich — abgesagt hat. Hoffentlich wird es nicht mißverstanden; im Besonderen nicht von Chiari, den ich gern mag, aber wenig kenne.

Sonst habe ich nichts zu erzählen, außer vielleicht, daß ich mit großem Interesse den „Roman der Archäologie" von Ceram (Rowohlt) lese. Vielleicht hätte Ruth auch Freude an dem Roman „Katalina" von S. Maugham; mir hat er gut gefallen.

Was ich sonst tue? Vormittags ziemlich brav im Krankenhaus Tempelhof; Nachm. Bildung u. Zeitung, dann schreiben, „Autoren" amputieren, damit sie in Virchows Archiv passen; gehe selten aus und vermeide Gesellschaften, weil selbst schlechter Gesellschafter und belästigt durch Schwerhörigkeit.

Von Zeit zu Zeit taucht auch in Berlin eine Gestalt aus früheren Institutszeiten auf; meist macht es große Freude.

Und nun guten Abend, gute Nacht usw. (Brahms)
Viele herzliche Grüße, Dank und ein schönes Weihnachtsfest. Euer Robert.

(Nr. 48)

Lieber Freund. 14.1.52.

Daß Du Chiari abgeschrieben hast, finde ich klug und hoffe, daß er durch die Absage keinen Groll auf mich bekommt, nachdem sich Feyrter mit der seinigen auf mich berufen hat. . . .

Mit herzlichen Grüßen Dein Ro Rö

(Nr. 50)

Lieber Herwig und liebe Ruth! 28.4.52.

Obwohl ich und weil ich nicht selbst schreiben kann, müßt Ihr endlich wieder Nachricht von mir haben. Immer wieder sage ich mir, wie gut es war, daß ich aus einem Unsicherheitsgefühl heraus nicht nach Marburg gegangen bin. Es wäre für Euch eine schwere Beunruhigung u. Sorge gewesen. Während ich nun mit meinem Herzen u. seiner Leistung zufrieden sein kann, bin ich während der Erholung durch einen wiederholten grippösen Infekt zurückgeworfen worden.

Mein Pech war, daß ich aus unerfindlichen Gründen vielleicht durch obengenannten Infekt eine rheumatische Versteifung der Finger bekam, die mich am Schreiben u. an der Reisefähigkeit verhindert. . . .

Frau Hötzl wird mich heute nachmittag besuchen, ich hatte an Hötzl einen sehr tüchtigen u. aufopfernden Arzt. Ich betreibe nun langsam meine Pensionierung u. bin wahrscheinlich wegen meiner früheren Zugehörigkeit zur Ost-Universität kein ganz einfacher Fall.

Viele herzliche Grüße Euer Robert

(Nr. 51)

Lieber Freund. . . . 8.7.52.

Da meine Hand für längeres Schreibwerk immer noch nicht genügt, habe ich dieses hier diktiert. Das nächste Mal hoffe ich wieder original zu sein.

Mit herzlichen Grüßen an Euch Beide Dein RoRö

(Nr. 53)

Lieber Freund, 16. 7. 52.

... was Deine Bemühungen um die Nomenklaturfrage bei der Internationalen Krebs-Kommission anbelangt, so waren mir Deine Ausführungen sehr wertvoll. Ich bin beim Nachdenken fast so weit gekommen, daß ich aus Gründen der praktischen Bedürfnisse die *Einteilung* der Tumoren nach Organen oder Geweben für die beste zu halten geneigt war. Es handelt sich dabei natürlich nur um eine Einteilung in 2 große Hauptgruppen „organgebundene und organ-nicht-gebundene Geschwülste". ...

Mit herzlichen Grüßen an Dich und Ruth Dein RoRö

(Nr. 55)

Lieber Freund Herwig. 2. 9. 52.

... Dank der Nachfrage: Mir geht es recht ordentlich, auch die steifen Hände sind besser.

Nun steht mir der Berliner Aerztetag als letzte Last bevor. Hoffentlich mach' ichs recht. Der Bundespräsident hat mir das Verdienstkreuz verliehen; ich trage schwer daran. Die Ehren kom̄en, weil im Reich der Blinden der Einäugige König ist. Aber auch auf dem einen Auge ist das Gesichtsfeld recht eng. Mehr wie je bin ich mit mir unzufrieden. ...

Du empfahlst mir einmal ein Buch. Ich finde so wenig Bedeutendes. Aber der „Don Camillo" von Guareschi ist nicht nur lustig, sondern hat Tragweite. ...

Viele Grüße! Robert R.

(Nr. 56)

Liebe Freunde. 12. 10. 52.

... Für die Buchsendung habe ich — glaube ich — gedankt; die leichten Sachen vorwegnehmend habe ich mich mit Woodhouse und Conan Doyle sehr amusiert. Dazwischen las ich von dem ausgezeichneten Melville wieder mal ein dickes gutes Buch: „Weißjacke". Kennt Ihr seinen großartigen „Weißen Waal"? ...

An der täglichen Arbeit habe ich wieder Vergnügen und da sie keinen anderen - Zweck mehr hat als mich zu unterhalten, nehme ich den Zufall neuer Einsichten, den unser Beruf mit sich bringt, als willkom̄ene Unterhaltung und habe nur dafür zu sorgen, daß die Leistung des kleinen Instituts auf der von einer städtischen

Prosektur gewünschten Höhe sich erhält. Ich habe gute und anhängliche Hilfs-
kräfte.

Von den vergangenen Berliner Festwochen habe ich mir nur zwei Ballett-
Abende, darunter ein wunderbar schönes Englisches Ballett mit Strawinski- u.
Ravel-Musik, sowie eine Neger-Oper Poggy and Bess angesehen. Die negroide
Begeisterung der Berliner habe ich nicht ganz geteilt. . . .

Laßt wieder von Euch hören, hoffentlich Gutes! Guten Winter, gute Arbeit
und höhere Genüsse! Und many returns!

Euer Robert R.

(Nr. 57)

Liebe Freunde. 19.11.52.

Wenn es wahr ist, was ich gestern durch einen Brief erfuhr, daß Herwig den
Ruf nach Bonn erhalten hat, so will ich einer der ersten sein, die Euch beglück-
wünschen. Ich bin froh für Dich und stolz auf Dich, lieber Freund; Du bist der
richtige und an der Stelle, wo Du mit Deinen besonderen Fähigkeiten und Eigen-
schaften durch die unmittelbare Verbindung mit hohen Behörden, auch des Aus-
landes, der deutschen Wissenschaft wirst viel nützen können. Dazu stehst Du
vor der Aufgabe, die man auch einmal in seinem Leben lösen muß, ein neues
Institut nach neuen Gesichtspunkten einzurichten, und ich kann Dir nur wünschen, daß es Dir nicht geht wie Virchow in Berlin, daß der Staat ein Gebäude
fertig zur Verfügung stellte, das nachher nicht zeitgemäß war. Universitäten
wachsen teils durch die Landschaft u. das Skilaufen wie Freiburg u. dann kommen
erst die großen Professoren oder primär durch diese oder jetzt durch die politischen Verhältnisse. Schließlich kom̄st Du noch in das Parlament!? . . .

Es ist nicht viel zu erzählen von mir; es geht mir gut, ich lebe wie früher
ohne mich allzusehr zu schonen. Viele Dinge erscheinen weniger bemerkenswert
als früher und auch weniger wichtig. Dafür werden andere wertvoller, so die
alten Freundschaften.

In diesem Sinne grüße ich Euch herzlich. Und so fortan   Euer Robert R.

(Nr. 58)

Meine lieben Freunde. 9.1.53.

. . . Vorgestern habe ich mein Entlassungsgesuch eingereicht; ich fürchte
mich ein wenig vor der Untätigkeit; denn das bißchen Arbeit in Tempelhof, mit
Hilfe von guten Hilfskräften, war gerade das Richtige, d.h. die Arbeit war Vergnügen. . . .

Meine Pläne „hernach" sind immer noch unbestimmt, mein Haus unverkäuflich, ein Umzug beschwerlich. Und Berlin ist der übelste Ort in Europa.

Alles Gute für 1953.

Euer Robert R.

(Nr. 59)

Liebe Hamperls. 19. 1. 53.

Mit herzlichem Dank sende ich heute die geliehenen 4 Bücher zurück. Jedes von ihnen hat mir Freude gemacht. Ich verstehe Euch, daß Göthe die „Promesse sposi" so gelobt hat. Topper war sehr vergnüglich und Conan Doyle prächtig. U.s.w., so würde ich sagen, wenn Ihr eine gute literarische Begegnung habt, so laßt mich daran teilnehmen.

Wirft die Pathologische Gesellschaft schon ihre Schatten voraus? Oh arme Ruth: Die Gattin des Einführenden am Ort hat die Gepflogenheit, den Vorstand einzuladen. Meine arme Frau und ich hatten unter Frau Lubarsch zu leiden. Möge Dir keine böse Sieben beschert sein!

Nun handelt es sich hier in Tempelhof um meine Nachfolge: ich habe sie mit Wunsch unserer Direktion Linzbach angeboten, diesen offiziell u. dañ Lüders empfohlen. Ich hoffe, daß der heiße Wunsch von Linzbachs, nach dem Westen zu komen, bald erfüllt wird.

Mit meinem Befinden bin ich zufrieden. Die Weihnachtsreise ist mir gut bekomen. München kam mir heimatlich vor, aber es ist schandbar zurückgeblieben, jedenfalls nicht das München, das wir liebten.

Ich wünsche Euch noch einen guten Winter und Erfüllung Eurer Wünsche.

Euer Robert R.

(Nr. 60)

Liebe Ruth. 21. 2. 53.

Vor 4 Wochen bekam ich von Dir einen richtigen Erzählerbrief, noch ganz angeregt von Eurem Pariser Aufenthalt, der wirklich entzückend gewesen sein muß. Auch das Zusammensein mit Oberling, der mir auch sehr sympathisch ist und der vor mehr als 20 Jahren mir einmal mit seiner Frau einen dortigen Aufenthalt verschönt hat, muß hübsch gewesen sein. Ich kenne aus meiner Jugend so manchen Elsässer, der Franzose werden wollte u. geworden war, aber er ist der beste unter ihnen. Nur habe ich immer ein wenig das traurige Gefühl gehabt, daß er von den echten Parisern, selbst dem Pseudo-Pariser Roussy, nie ganz für voll genommen wurde. Sein Platz wäre in Straßburg gewesen, aber die dortige Lehrkanzel war durch Masson verstopft. Aber das kann Dich nicht interessieren.

Du frägst, ob ich nicht eine Idee habe, wie Du die Pathologenfrauen unterhalten könntest am Kongreß in Marburg? Da kenne ich Marburg zu wenig, aber einen Thee mit viel Süßigkeiten könntest Du nach einem Gang durch die Elisabeth-Kirche geben. Ist Hindenburg noch dort; den alten Fritz haben sie wieder weiter verfrachtet; abscheulich, aber er war ein Freund Voltaires u. verstand auch rohe Witze. . . .

Hier finden sie für Stieve wie für Anders keinen Ersatz! Berliner Lehrstühle! Billig zu haben. Und wie wars vor 50 Jahren?

Schließlich lege ich Dir noch ein empörendes Stück einer pharmazeutischen Reklame bei; „ich stim̃e dagegen", pflegte Virchow noch im Halbschlaf in den Fakultätssitzungen zu sagen!

Euch Beiden alle guten Wünsche und Grüße. Und so fortan!   Robert R.

(Nr. 63)

Lieber Freund.   4. 6. 53.

Ich kam mit Grete von der 5wöchigen Italien-Schweiz-Reise befriedigt am Pfingstsamstag nach Berlin zurück. Noch zuletzt war ich zweifelhaft, ob ich nicht Marburg anschließen sollte. Aber zweierlei gab den Ausschlag wegzubleiben: erstens der Umstand, daß mein Interzonenpaß abgelaufen war und die Amerikaner ihn mir in Frankfurt nur bis 23. Mai verlängerten! 2.) daß ich von Vorträgen und Gesellschaften im̃er weniger habe durch die zunehmende Altersschwerhörigkeit (die mich auf der Reise bei Auskünften usw. behindert hat). Dies erzeugt eine Art Unsicherheit, ja Schüchternheit, die sehr lästig ist; auch für andere, da ich so oft „wie bitte?" sagen muß.

Gestern reiste Grete ab, die ein unvergleichlicher Reisekamerad war. In Italien war es kühl u. teuer, aber jedesmal, wenn es darauf ankam, war das schöne oder das richtige Wetter da: in Pompei; in Ravello und in Pästum, das seit langem mein Wunsch-Ziel war. . . .

Meine Arbeit nehme ich nun, in kleinen Dosen, wieder auf, gehe hin und wieder nach Tempelhof, wo Lüders mich vertritt, bis er — vielleicht — selbst zum Nachfolger gewählt wird. . . .

Ich werde viel reisen, viel lesen u. dazwischen langweilige einsame Spaziergänge machen.

Für heute: viele Grüße und alles Gute Euch Beiden   Euer Robert R.

(Nr. 64)

Liebe Ruth.   5.6.53.

So schnell ist noch selten ein Wunsch von mir erfüllt worden: eben erhielt
ich den ebenso reizenden wie interessanten Tagungsbericht meines Freundes
Herwig. Gib ihm einen Kuß dafür! Du kriegst ihn wieder. Und ein Bravo für
Deine Hausfrauen-Leistung: Mindestens 17 ♂ Gäste und was für welche und
Frauen dazu!

Herzlich R.R.
bzw. Dr. Gachet van Gogh's[1]

(Nr. 65)

Lieber Freund.   17.6.53.

Ich danke Dir herzlich dafür, daß Du mir gleich mitgeteilt hast, daß Du
nach Bonn berufen bist.

Ich freue mich mit Dir und Ruth und wünsche Dir herzlich Glück zu diesem
Erfolg und alles Gute für Deine Entschließung. Eine große Aufgabe steht Dir
bevor und in einer Beziehung keine einfache: ein schon fertiges Haus auszufüllen
zu einem gut gehenden Institut, das kein pathologisches Warenhaus, sondern
Dein Institut werden soll.

Du wirst Dich mit Leuten umgeben müssen, die Du noch nicht kennst, da
Deine Schule noch nicht so weit ist, daß Du sie mit Unter-Königen besetzen
kannst. Der Nachteil bei den großen Instituts-Neubauten war immer, daß Personal und Etat in der Größe nicht entsprachen, z.B. in Schweden ...

Die gestrigen Unruhen in Ost-Berlin haben uns großen Eindruck gemacht.
Heute ist schon von Rache die Rede, weil die sowjetischen Panzer drohen helfen.

Ich grüße Euch in herzlicher Freundschaft.   Robert.

---

[1] Auf einer Ansichtskarte mit dem Bilde von Dr. Gachet van Gogh's.

(Nr. 66)

Bln Cleeberg 20.8.53

Liebe Freunde.

Der belanglose 77. Geburtstag brachte einen solchen Haufen Post und Besuche, daß ich bisher nicht dazu kam, Euch wie ich wollte zu schreiben. Aber trotz der überblendenden Ereignisse der letzten Tage bin ich noch ganz erfüllt von meinen Marburger Tagen. Ihr könnt Euch nicht ganz vorstellen, was es für mich bedeutet, nach der Berliner Einsamkeit, die im Grunde keine oder eine falsche ist, mit Freunden, gleich a l gleich zusammen zu sein. Ich finde bei Euch die gleichen Neigungen, die Bildung von Herz und Geist, die ich liebe, und kann mich über Sympathien und Antipathien ohne Mißtrauen äussern. Hier in Berlin muß ich zu sehr aufpassen. Und obwohl Johnson[1] sagt, der alternde Mann muß junge Freunde haben, soll er nicht vereinsamen, so macht sich hier jetzt in Berlin der Altersunterschied nicht nur in den Neigungen und Urteilen belastend geltend; es mag meine Schuld sein.

Ich danke für die schönen Tage, die Erlebnisse der Fahrten im schöneren Deutschland und zuletzt für die Geburtstagskarte. Und "so fort an" Euer Robert R.

---

[1] Boswell, J.: Dr. S. Johnson. Leben und Meinungen.

(Nr. 68)

Liebe Freunde.   3. 10. 53.

Ich habe oft an Marburg gedacht, auch ohne das seltsame Buch des armen, reichen Lorenz[1], das ich mit Staunen und meist mit Vergnügen zu mir genom͞men habe. Welche üppigen Zeiten haben wir noch erlebt u. manches in dem Eltern-

---

[1] Lorenz, A.: Wenn der Vater mit dem Sohne. Wien: F. Deuticke 1952.

34

haushalt Lorenz eriñerte mich an meine Jugend, wo wir 6 Dienstboten hatten. Und dabei war es bedrückend, den Fabrikarbeitern vor dem Gartentor zu begegnen, wenn man von der Schule heimkam.

Ich schicke morgen das Buch mit Dank zurück und lege den Euch schon empfohlenen Johnson[1] als Eriñerungsgabe an meinen letzten Marburger Besuch bei; ich habe aus 2 Gründen keine Widmung hineingeschrieben: erstens könntet Ihr es schon besitzen / dann möchte ich es zurückhaben; zweitens fiel mir ein, daß Ihr es lieber in Englisch als in Deutsch hättet; nun ist aber die Uebersetzung ausgezeichnet, die Vorrede (nicht vorher zu lesen) ausgezeichnet u. das Format angenehm; so behaltet es bitte, wenn es Euch gefällt.

Gelegentlich ist bei mir schöner Musikabend. Sonst bin ich viel allein. Zur Zeit leistet mir die Autobiographie von L. Curtius („Griechische und deutsche Welt") gute Gesellschaft.

Ich wünsche einen guten Winter und glückliche Entscheidungen and happy returns! Und so fortan.

Robert R.

(Nr. 69)

Lieber Freund. 11.12.53.

Du wartest sicher schon mit Ungeduld auf meine Antwort zum Nomenklatur-Entwurf über den Krebs. Aber ungewöhnlich starke Belastung durch Lesen dringender Sachen hat mich verhindert, meiner Neigung zu folgen und diese spañende Lektüre vorwegzunehmen. Dazu komt, daß ich natürlich eine Sekretärin jetzt in meinem „Ruhestand" sehr vermisse und vieles handschriftlich erledigen muß. Diesem Schreiben gehen z.B. schon 5 wenn auch kleinere Briefe voraus.

Der Vormittag gehört meiner experimentellen Arbeit in Dahlem[2] und auch diese erfordert eine große Literaturkenntnis. . . .

Nun kurz zur „Nomenklatur des Krebses"; eigentlich müßte ich viele Seiten darüber schreiben; ich habe mir die Zeit genomen, meine eigenen Gedanken zu der ganzen Frage zu skizzieren u. kam zu dem Schluß, daß es in der Natur der Sache liegt (wie bei der Systematik der Krankheiten; was mein erstes nicht zustandegekommenes Kolleg in Kiel war), daß es keine reinliche Teilung des Gebietes geben kann. Jedenfalls ist auch die von mir Dir vorgeschlagene Organ-Einteilung[3] nicht befriedigend; Eure Ordnung greift aber auf sie, weil sie die naturgegebene wäre, oft zurück. Im übrigen beruht sie auf morphologischen Vergleichen; wer sagt uns aber, ob das Plattenepithel des Oesophagus *gleich* ist

---

[1] Boswell, J.: Dr. S. Johnson. Leben und Meinungen. Zürich: Manesse-Verlag 1951.

[2] Max-Planck-Institut, Abt. Prof. Knake.

[3] Benützt in „Histological Nomenclature of Human Tumors" Acta Union internatl. contra Cancrum 14, No. 3, 1958.

dem Plattenepithel der Vagina. Jeder Fortschritt in *physiologischer* Hinsicht wird zu einem Abbau unserer geltenden Ordnungen, auch der Euren führen.

Delbet: „Il est prématuré de vouloir réaliser la terminologie du Cancer".

Erfreut war ich über die Anerkennung des Ca. „in situ" (Ausdruck war mir neu, finde „praeinvasives Ca" besser). Usw, usw …

Schöne Weihnachten!   Euer Robert.

(Nr. 71)

Lieber Freund.   14.1.54.

Möge das Boñer Institut ein Instrument für Dich werden, auf dem Du Dir selbst zu Gefallen und uns andächtigen Zuhörern zu Genuß und Gewinn spielen wirst. Mögen gesunde und arbeitsfrohe Jahre Dir in Bonn beschieden sein und möge Deine stille Ruth sich an das laute rheinische Wesen gewöhnen und ihm schließlich seine liebenswürdigen Seiten abgewinnen.

Da der Münchner Dekan auch mich zur Begutachtung von Huecks Nachfolge aufgefordert hatte, besprach ich meine Darstellung mit Hueck, die so abgefaßt war, als ob eine Berufung jetzt aktuell sei; da ich auch den jüngeren Nachwuchs für die 3. Stelle der Liste erörterte, stieß ich bei Hueck auf ein für Linzbach schädliches Mißverständnis, das mir schon einmal begegnet ist, nämlich den Vorwurf, daß er sich nicht an die freie Universität umhabilitiert habe; dieses könnte in Marburg wieder eine Rolle spielen u. deshalb betone ich, daß ich ihm damals den Rat gegeben habe, es nicht zu tun aus einer Reihe von Gründen; u.a. wollte ich ihn, einer Abweisung durch W. Koch nicht aussetzen u. auch nicht der angedrohten Feindschaft der Ost-Universität. Jemand, der die Verhältnisse in B. an den beiden Universitäten nicht kennt, hat kein Urteil über die Schwierigkeit für die jungen Dozenten von damals. Ich möchte also nicht, daß diese damalige Entscheidung sich bei der Besprechung seiner Person ungünstig für ihn auswirkt. Im übrigen sind die beiden Linzbachs unter dem Einfluß vernünftiger Menschen und eines schönen Heims für ihre Kinderschar schon viel ruhiger geworden. Ich muß sagen, daß er mir im̄er besser gefällt u. zwei Vorträge, die er kürzlich in der Berliner Medizinischen Gesellschaft gehalten hat, waren ausgezeichnet in Form und Inhalt. Auch sein Handbuch-Beitrag für Büchner-Letterer ist ausgezeichnet. Ich las ihn im Manuskript.

Ich leide unter den freundlichen Lawinen von Neujahrsgrüßen und habe daher großes Verständnis dafür, daß wir solche nicht pünktlich ausgetauscht haben und Ihr das auch von mir nicht erwartet habt; aber es ist noch Zeit, in Beantwortung von Ruths Karte vom 6.1. u. Deines Briefes vom 7.1. Euch die besten Wünsche zu senden. Wenn Ruths Neffe Prof. Winkler einen einsamen Emeriten, der nicht zu seiner Uni gehört, nicht zu langweilig findet, ist er mir willkommen.

Für die Zusendung des Buchs über die Stilkunst in der deutschen Sprache bin ich Dir dankbar. Einige Leseproben haben mich schon begierig gemacht.

Nun seid zusam̄en herzlich begrüßt bis auf Weiteres   Euer Robert R.

Prof. Dr. R. Rössle
Berlin-Charlottenburg 9
Reichskanzlerplatz 8

Berlin-Charlottenburg 9, den 10. II. 1954

Lieber Freund.

Ich danke Dir für Deine Nachricht von der Annahme Der Berufung nach Bonn und wünsche nochmals Glück auf dem neuen Weg.

Ihr Beide am Rhein! Nun, wenn ich seinerzeit nach Marburg gezogen wäre, so würde ich dort sitzen geblieben sein, denn nach Bonn wäre ich nicht mit! So komme ich lieber mal auf Besuch und schaue, wie es Euch bekommt.

Viele Grüsse! Euer Robert R.

(Nr. 74)

Lieber Freund auf dem Venusberg!   28.3.54.

Dieses soll Euch bezeugen, daß ich in diesen Tagen viel an Euch denke. Die Gedanken bedeuten gute Wünsche für Euren neuen Lebensabschnitt, für den Erfolg der Arbeit in Institut und Oeffentlichkeit, für die Anpassung an Klima und Rheinlandvolk, für neue Freunde und die Treue zu und von den alten.

Damit bin ich bei mir und meiner kleinen Welt. Sie ist ein sonderliches Ding zwischen Einsamkeit und Unruhe. Ich finde, alle Menschen sind lieb zu mir, aber was dahingegangen ist, ist eben die Jugend. Selbst in der Arbeit, die mich erfreulich anspannt und über das Otium cum indignitate hinweghilft, verfolgt mich das Alter: bei den Versuchen ist die Hand und das Auge nicht mehr so geschickt wie früher, vom Ohr ganz zu schweigen, das mich verhindert, in Gesellschaft und Theater zu gehen. So hast Du den alten Kerl, der noch sehnsüchtig nach Schönheit und Erlebnis ist. Bei meinem allmählich unerträglich großen Briefwechsel (ohne Schreibmaschine u. Durchschlag) weiß ich nicht, was ich Euch schon erzählt habe. Aber, daß ich die Vormittage in Dahlem verbringe, im Institut von Frau Knake, wißt Ihr wohl ...

Ruth danke ich herzlich für ihren guten Brief vom 15. März; sie ersetzt Dich, so willkommen ihre warmen Zuschriften sind, nicht ganz in den fachlichen Belangen, wo ich durch Dich doch noch ein wenig ab u. zu auf dem Laufenden gehalten sein möchte, ich sage dies grausam am Anfang einer Dich nun vermutlich belastenden Boñer Zeit; aber bedenke, daß ... es lange dauern kann, bis ich Euch wiedersehe.

Das Blatt ist aus! Also Schluß, Kuß Euch Beiden   Ro Rö

(Nr. 75)

Lieber Herwig.   15. 4. 54.

Dein Brief vom 1. April war mir sehr wertvoll, da er mich von den laufenden Dingen in unserem Fach unterrichtete; wir in Berlin und im Besonderen ich selbst bin so außerhalb der Bewegungen und Begegnungen und möchte doch noch wenigstens ein wenig au courant sein. Dadurch, daß ich nun 2mal bei den Tagungen gefehlt habe und wir hier nur selten einen Besuch aus dem „Reich" haben, fühle ich mich beinahe wie im Ausland und das Göthe-Wort paßt: „Wer sich der Einsamkeit ergibt, Ach! der ist bald allein." Freilich ich leide nicht darunter ...

Du frägst mich nach meiner Meinung über Büngeler; mir gefällt er, weil er ein Weltmann ist, die sind unter uns deutschen Gelehrten selten; außerdem ist er wissenschaftlich nicht trivial ...

Meine Arbeit im Institut für Gewebeforschung spannt mich sehr, aber ob ich meinen Weg finde?

Solltest Du einmal Zeit finden, erzähle mir von der Organisation Deines neuen Instituts und Ruth würde mich durch die Erzählung der Bonner ersten und zweiten Eindrücke sehr erfreuen.

Entschuldige, daß ich noch Dein Buch über die Stilkunst habe, ich gebe es ungern früher zurück als ich es ganz ausgekostet habe. Aber warte nur, balde...

Euer Robert R.

(Nr. 77)

Lieber Freund.   30. 4. 54.

Der Springer-Verlag schickt mir die Fahnenkorrektur der Arbeit G. zu mit der Beanstandung der überreichlichen Aenderungen, Streichungen und Zusätze durch den Verfasser.

In der Tat sind diese ungewöhnlich, da erwartet werden darf, daß bei Einreichung einer Arbeit diese druckreif ist.

Ich bitte zu veranlassen, die Aenderungen der von mir gebilligten Fassung auf das Notwendigste zu beschränken und dem Verlag eine neue Korrektur in dieser Beschränkung zuzuleiten.

Mit herzlichem Gruß in Eile

Rössle,
leidender Schriftleiter.

(Nr. 78)

Liebe Hamperls.   21. 5. 54.

Nun weiß ich nicht, wem von Euch ich zuerst schreiben soll, deshalb fasse ich Euch zusammen.

Dir Herwig, bin ich dankbar für den authentischen Bericht über (den Pathologen-Kongreß in) Marburg. Linzbach kam befriedigt, wohl auch ein bißchen stolz aus M. zurück. Du fühlst, wie ich, daß es ein wenig ungewöhnlich war, die 3 Kandidaten zu Probevorlesungen aufzufordern. Man hätte sich wohl auf die Gutachter verlassen können.

Oberling schickte mir sein Krebsbuch[1], leider wie so viele französische Bücher auf miserablem Papier. Ich habe z. Z. schrecklich viel zu lesen.

Morgen will ich mir Negertänze ansehen, übermorgen einen Mörike-Liederabend von Fischer-Diskau hören u. überübermorgen nochmal den alten Furtwängler mit 2 Beethoven-Symphonien. . . .

Alle Gute weiter für Bonn!   Euer Robert R.

(Nr. 80)

Lieber Herwig.   29. 6. 54.

Den Reiners „Stilkunst" schicke ich Dir morgen als Päckchen mit bestem Dank zurück. Ich habe nicht alles darin aber viel u. mit Genuß gelesen; ich bin dankbar für den Genuß und den Gewinn; wenigstens behält man eine Art Wachsamkeit für eigene Rede u. Schreibe und verschärft die Beobachtung an anderen.

Allmählich leert sich das Bücherbord mit den geliehen Büchern, wie es sich vor einer Reise gehört. . . .

Schon in meiner Jugend hatte ich bei schönen Erlebnissen und Landschaften das trübe Gefühl des Einmaligen, des Letztmaligen, eine Art Eulenspiegelei; jetzt fängt es mich schon vorher ein, ohne Sentimentalität, verstärkt aber das bewußte Erleben auch kleinerer Dinge. Nur Bücher kann man wieder-holen u. das tue ich so gut wie nie: immerhin habe ich kürzlich Gottfried Kellers 7 Legenden bestaunt. Sie waren mir noch nicht recht eingegangen gewesen. Ohne Abschwächung in der letzten Zeit viel Göthe u. mit gemischten Gefühlen mal wieder Shakespeare: Mitleid, daß dieser ganz Große fast immer gezwungen war, für seine Zeit zu schreiben.

Nach Hamburg[2] gehe ich nicht, ich habe in mehrfacher Weise nicht mehr viel davon; mein Ohr soll aber eine Belastungsprobe nochmal in Freiburg bei der Naturforscher-Versammlung versuchen. Bitte kommt dorthin: es ist (siehe oben!) vielleicht das letzte Mal!

Einstweilen Euch Beiden herzliche Grüße!   Robert R.

---

[1] Ch. Oberling. Le Cancer. Paris 1954.
[2] Zum Pathologenkongreß.

(Nr. 83)

Lieber Freund.   2.12.54.

    ... Ich werde von den Kollegen in der Akademie der Wissenschaften heftig getreten, in der Jahresversam̄lung März 1955 einen Vortrag über Krebs (Wesen der Malignität, Beurteilung derselben usw.) zu halten. Da ich meinen Eid, nicht mehr auf Kongressen zu sprechen, nicht brechen mag, habe ich im̄er wieder abgesagt u. schließlich gefragt, ob ich jemand aus dem Westen vorschlagen darf. Würdest Du einer Aufforderung zu einem Vortrag (Reisekosten werden ersetzt) zusagen (und zusagen können, ohne Dir „örtlich" zu schaden)? Dann würde ich sofort alles in die Wege leiten. ...

    Was ist „Stadieneinteilung" der Tumoren? Oberling's Buch ist ausgezeichnet; schrieb ich wohl schon.

    Nun auf Wiederhören und Wiedersehen! Und so fortan!

Euer Rob.

(Nr. 84)

Liebe Ruth.   7.12.54.

    Heute kom̄st Du dran, nicht nur, weil Du es längst verdient hast, einen Brief zu bekommen, sondern weil ich mich auch bei Dir für Eure Einladung bedanken möchte, bist Du doch diejenige, die unter dem Gast am meisten zu leiden haben wird. Ich freue mich außerordentlich, Euch bald zu sehen und Euer Leben in Bonn kennen zu lernen. ...

    Ich hatte nach Eurer Mitteilung, daß Ihr Weihnachten abwesend sein würdet, gar nicht mehr damit gerechnet, Euch zu treffen. Und nun, was verspricht mir der gute Freund Herwig alles? Er schreibt: „Auch ein Mädchen steht zur Verfügung, so daß Du also wirklich schöne Feiertage hättest". Mehr kann mir auch ein Eskimo- oder kirgisischer Gastfreund nicht versprechen!! ...

Auf baldiges Wiedersehen   Robert

(Nr. 85)

Liebe Ruth.   13.12.54.

    Habe ich eine Dummheit gemacht? Man sagt uns Männern, besonders den Ehemännern nach, daß wir die häusliche Arbeit der Frauen nicht zu würdigen wissen; daher meine prophylaktische, scherzhafte Bemerkung, daß Du unter dem Gast am meisten „zu leiden" haben würdest.

    Im Übrigen habe ich bei Dir jedenfalls einen besonders netten Brief mit meinem ungeschickten Wort ausgelöst. Ich danke Dir dafür. ...

Mit vielen herzlichen Grüßen   Euer R.R.

(Nr. 86)

Bln Chbg 5. Jan 55.

Liebe Kameraden.

Die Rückreise[1] verlief „glatt und glänzend" wie eine gesunde Pleura; besonders schön war diesmal die rote Morgendämmerung und der Sonnenaufgang über dem Wolkenmeer bei klarem Himmel. Ich war voll von guten Erinnerungen an gute Menschen und wiederum befiel mich, wie früher regelmässig bei der Heimkehr, der Gedanke: Das und jenes darfst Du nicht vergessen, Inggerd[2] zu erzählen. Aber eine „Heimkehr" gibt es ja nicht mehr für den Einsamen: Und so treibt es mich zu Ablenkung und Betäubung, die ich gleichzeitig scheue, weil sie den jüngst erlebten bei Verwandten und Freunden nicht gleichen kann.

Ich danke Euch für die schönen Tage, die Ihr mir bereitet habt. Ihr gabt mir von Eurem Frieden, das ist das schönste Geschenk der Freundschaft.

Ich habe mich wieder gleich an die Arbeit gemacht und für Nachmittags und Abend lastet die Erwiderung der Neujahrsbriefe noch einige Zeit auf mir.

Nun wünsche ich Euch nochmals ein gesegnetes, mit Arbeit und Gesundheit fröhliches Neues Jahr.
Euer dankbarer
R. Rössle.

---

[1] Aus Bonn, wo er unser Gast gewesen war.
[2] Rössles Gattin.

Lieber Herwig.   27.1.55.

Ich hörte heute in der Akademie-Sitzung zu meiner Freude, daß Du die Aufforderung zu dem Krebs-Vortrag auf der Jahrestagung angenom̄en hast. Das von Dir vorgeschlagene Thema[1] ist in seiner Fassung besser als die von mir vorgeschlagenen. Sind die Bedingungen der Reise usw. klargestellt? ...

In Eile   Dein Robert R.

(Nr. 88)

Liebe Ruth.   14.2.55.

Herwig schrieb am 29. Januar, daß Du mit nach Berlin kommst; das ist fein. Ihr müßt immer bei mir essen, beherbergen kann ich leider nur 1 Gast; ich zweifle nicht, daß die Akademie Euch in ihrem Gästehaus oder sonst in Ost-Berlin unterbringen würde; weiß aber nicht, ob dies für einen aktiven Ordinarius Westdeutschlands ratsam ist. Mein Freund Stille wohnt im̄er im Adlon und war zufrieden.

Jedenfalls bin ich froh zu sehen, daß Herwig die Einladung zur Rede angenom̄en und damit, wie ich es immer tue, bekundet hat, daß man alles tun soll, um die Zusam̄engehörigkeit der Deutschen zu betonen zumal auf wissenschaftlichem u. unpolitischem Boden entgegen allen Beschränktheiten u. dummen Gereiztheiten der Öffentlichkeit.

Ich war seit Bonn wieder fleißig, habe auch ein paar Kinos u. Konzerte besucht, etwas in Euren Büchern gelesen. Zur Zeit lese ich Romain Rolland: Händel.

Jetzt werde ich etwas unfreiwillig feiern müssen; denn seit heute hat meine technische Assistentin ... die Masern!

Grüß Herwig! Viele Grüße Dir selbst   Dein Robert R.

(Nr. 89)

Lieber Freund.   14.2.55.

H. ist der einzige Ordinarius, dem ich die Aufnahme einer (schlechten) Arbeit in Virchows Archiv abschlagen mußte. Persönlich kenne ich ihn wenig; er scheint mir primär eher sympathisch. Seine Leistungen seit dem Kriege sind gleich Null.

---

[1] Zur Frage der Bewertung von Geschwülsten durch Kliniker und Pathologen. Abhandl. d. Dtsch. Akademie d. Wissenschaften zu Berlin. Klasse f. Medizin. 1955 Nr. *1:* 124—133.

Er schreibt eine ganz gewandte Feder, aber was dabei herausschaut, sind nur . . .
Federn. Ich vermisse alle systematische und originale Untersuchung mit eigener
Fragestellung und eigenen Ergebnissen.

Soll man durch Berufung bereits überalterter Anwärter, die nur mit para-
graphischen Ansprüchen aufwarten können, das Fortkom̃en des tüchtigen
jüngeren Nachwuchses hemmen? Genau dieselben „Ansprüche" hätte Terbrüggen. Altmann war schon auf 2 Listen. Er spricht so gut wie H. in seinen
Fortbildungsvorträgen, aber auf Grund eigener Untersuchungen.

Ich teile also Deine Bedenken gegen eine Berufung H.'s.

Herzlichen Gruß   Dein Rössle.

(Nr. 92)

Lieber Herwig.   Berlin Karfreitag, 8. 4. 55.

. . . Heute habe ich den ganzen regnerischen Tag am Schreibtisch gesessen
und über Kölliker das Gesam̃elte (für die Annalen der Akademie erbetenes
Nachwort) gesichtet und geschrieben[1]. Heute abend wird noch ein bißchen zum
Vergnügen gelesen und am Parsifal genippt. Aber den ersten Akt im Radio vorgestern abend fand ich so strohlangweilig, daß ich froh war, daß alle 3 Vor-
stellungen im Theater ausverkauft sind.

Ich danke Euch nochmals für Euren Besuch und wünsche Euch alles Gute
bis zum nächsten Wiedersehen und so fortan.

                                                        Robert

(Nr. 93)

Lieber Herwig.   13. 4. 55.

Anbei schicke ich Dir die drei zuerst geliehenen Bücher mit Dank zurück;
ich sagte Dir schon, wie gut Du ausgewählt hattest; Gewinn und Unterhaltung
waren groß. Den Tacitus habe ich noch nicht angefangen, weil ich noch bei
Gottfried Kellers Briefen u. bei Diderot bin u. mir zu Ostern eine Geschichte
von moderner Malerei geschenkt habe, die auch nicht leicht zu lesen ist. . . .
Vorgestern hörte ich nach 50 Jahren wieder einmal den Parsifal (mit Greindl
u. Fischer-Diskau) u. war doch wieder ergriffen von der Gewalt des Werkes (das
ja instrumental teilweise langweilig ist). . . .

Auf Wiedersehen und viele Grüße!   Euer Robert.

---

[1] Albert v. Kölliker zum Gedächtnis. Wissenschaftl. Annalen 4. Jahrgg. 1955, S. 770—775.

(Nr. 95)

Meine lieben Freunde.   26. 7. 55.

Anbei reiche ich zurück die Bücher: den immer lieber gewordenen Ehrenmann Tacitus und den deutschen — nicht ganz gelesenen Kornemann; von der letzteren Art bekome ich ja in der Akademie seit 20 Jahren Geschichtsausschnitte serviert, z.B. vor nicht langer Zeitung eine Schmähung des Cherusker Hermann-Arminius.

Ich brüte noch über meinen Versuchen, die ich unterbrochen habe, weil meine technische Assistentin heiratet; aber sie lassen mir keine Ruhe und so fange ich im Herbst mit einer neuen Hilfskraft vielleicht wieder an. . . .

Aus U.S.A. hatte ich zwei nette Besuche: Arnold Straus von Norfolk (Va) und in den letzten Tagen Lisco aus Chicago (Atomkomission) mit 19jähriger Tochter.

Sonst habe ich nur Literatur und Hitze erlebt. Heute höre ich noch Quartettspiel bei Froboese.

Viele herzliche Grüße von   Eurem Rössle.

(Nr. 96)

Liebe Hamperls.   30. 10. 55.

. . . Meine Versuche habe ich bis jetzt unterbrochen und schreibe etwas für das Allergielehrbuch von Hansen[1]; das spannt mich angenehm an. . . .

Ich empfehle zur Lektüre von Mumpert: „Dunant, Geschichte des Roten Kreuzes", Einstein: „Größe i. d. Musik", „Geschichte des Brotes", Verfasser vergessen. Nun lese ich viel Französisch u. vermisse die Konversation. . . .

Kommt und besucht mich wieder. Mündlich ist alles viel besser.

Viele Grüße   Robert R.

(Nr. 97)

Liebe Freunde.   26. 11. 55.

. . . Nach einer halbjährigen Pause fange ich mit meinen Versuchen wieder an, zuerst bei Knake, dann in Tempelhof, aber nur, um sie nochmal zu überprüfen.

---

[1] Geschichte der Allergieforschung in Hansen, Allergie. 3. Aufl.
Die pathologische Anatomie der allergischen Krankheiten des Menschen. Ebendort.

Aus meiner Lektüre empfehle ich Euch:
Mumpert: Dunant, Geschichte des Roten Kreuzes.
v. Stackelberg: Geliebtes Sibirien.
(Weniger: Corredor „über Casals".)
Bitte auch um Hinweise.

An Musik genoß ich: Herrliche Aufführungen der Scala (Lucia v. Lam̄er-moor), Cosi fan tutte mit Fischer-Diskau, Greindl u. Grüm̄er. Don Carlos (Verdi) mit denselben männlichen Stim̄en.

Schönen Gruß an Adenauer, u. ich wünsche ihm noch den alten Eigensinn, davon soll er nicht „genesen".

Euch Beiden Wohlergehen! Viele Grüße   Robert.

(Nr. 98)

Lieber Herwig.   10.12.55.

Dank für Deinen Hinweis vom 2. Dezember auf Verwendung bei Philipp; ich hatte schon selbst an Bargmann, dessen starke Stellung in der dortigen Fakultät ich kenne und von dem ich vermutete, daß er Dekan sei, geschrieben. Was tut man nicht Bredt zuliebe? Denn so was tue ich nicht gern (mich in eine Berufungssache zu mischen, wenn ich nicht gefragt bin.)

Eben erhielt ich von Gerstel's Schüler, Cl. Voß, eine Arbeit für Virchows Archiv; der Briefbogen war von Deinem Institut (was ich als Chef im̄er sehr mißbilligt habe). Kennst Du die dicke Arbeit[1]; das Begleitschreiben nahm den Mund etwas voll.

Viele herzliche Grüße   Euer Robert.

(Nr. 99)

Liebe Freunde.   31.12.55.

Heute vor 1 Jahr feierte ich Sylvester bei Euch, am Neujahrs-Morgen machten wir in frischer Luft einen Spaziergang am Rhein.

Verlebte den Weihnachts-Abend (1955) still für mich allein, manchmal liebe ich meine Einsamkeit. . . .

Ich freue mich, daß Dallenbach, wie ich ihm empfahl, bei Dir ist. . . . Dallenbach soll einen Respekt vor der deutschen Pathologie bekom̄en!

---

[1] Die Arbeit war mir nicht bekannt. H.

Ich stecke eigensinnig in Versuchen, noch in Dahlem, genieße manches
Schöne und probiere neue Hörhilfen. Las Shakespeare u. französische Romane.
Von Herzen alles Gute Euch Beiden zum Neuen Jahr!

Ich ertrinke in Post.

Robert R.

(Nr. 100)

Lieber Herwig.   27. 1. 56.

... Ich langweile mich nicht, da ich morgens noch nach Dahlem fahre und
nachmittags lese und abends viel ausgehe. Außerdem habe ich mir einen Platten-
spieler und einige schöne Langspielplatten gekauft und gebe mir abends Konzerte
über mir unbekannte Teile der klassischen Musik und von Liedern, deren Text
man nie im Konzert versteht. Mein Gehör hat wieder etwas abgenommen, so
daß ich selbst mit der Hörhilfe keinen Vorträgen folgen kann. Bei Gulda saß
ich in der ersten Reihe, fast unter seinem Flügel und habe Beethoven und Chopin
(Balladen) sehr genossen. Uebermorgen gehe ich zum Reitturnier; dies und
Ballette sind jetzt das Richtige für mich.

Und endlich und nicht zuletzt: wie geht es Euch Beiden. Bist Du mit Arbeit
und Mitarbeitern zufrieden?

Viele gute Grüße an Ruth.

Dein Robert R.

(Nr. 101)

3. 2. 56.

Arbeit Gedigk ausgezeichnet; wichtig für die laufenden Kontroversen in der
Silikoseforschung und für die „Degenerationslehre" in der Allgemeinen Patho-
logie. ...
Ich lese z. Z. mit gemischter Spannung die von Euch empfohlene Geschichte
der Zeitmessung; es ist leider manchmal zu feuilletonistisch, ohne entsprechend
unterhaltend zu sein. Daneben lese ich das überraschend gute Buch des Deutsch-
Amerikaners Ackerknecht über „Rudolf Virchow".
Viel Vergnügen zum Karnevalsfest in Marburg. Im neuen Staatstheater
Unter den Linden, wundervoll wieder aufgebaut, sah ich das Ballett von
Chachaturian „Galanek", eine herrliche Aufführung.

Euch Beiden viele herzliche Grüße.

R.

(Nr. 102)

Lieber Freund.   7.3.56.

... Das Buch über die Zeitmessung von Pohl habe ich jetzt zu Ende gelesen.
Sobald es wissenschaftlich wird und neuzeitlich, wird es immer besser. Ich danke
für die Empfehlung und bitte um weitere. Der „Virchow" von Ackerknecht ist,
besonders über die nicht-pathologischen Dinge bei Virchow, ausgezeichnet. ...

Herzliche Grüße, auch nach Hause,   Dein R. R.

(Nr. 103)

Lieber Freund.   1.4.56.

... Für die Zusendung des Referates über die allergische Neuritis von Waks-
man und Adams danke ich Dir bestens. Ich habe diese Arbeit seit einiger Zeit
gekannt und die Versuche an Meerschweinchen und Ratten vergeblich nach-
zuahmen versucht. Im übrigen glaube ich aber, jetzt in einigem bezüglich meiner
eigenen Befunde klarer zu sehen. Ich hoffe, mit Dir darüber sprechen zu dürfen
und Zeit dazu zu finden.

Noch ein Wort zu Ackerknecht's Buch R. Virchow: Ich hörte über ihn, daß
er leider seiner deutschen Abkunft recht abtrünnig geworden ist, insbesondere
kein Verständnis für Bismarcks Größe und deutsches Wesen mehr hat. Das
Buch ist aber als Tatsachenbericht ausgezeichnet ...

Nun wünsche ich Euch fröhliche Reise und gute Erholung und mir ein
baldiges Wiedersehen.

Mit herzlichen Grüßen   R. R.

(Nr. 104)

Lieber Freund.   11.4.56.

... Ich möchte jetzt augenblicklich, wo Grete endlich nach Berlin gekom̄en
ist und wir sehr glücklich zusammen hausen, nicht gleich wieder abreisen, mit
der Aussicht, von der Tagung[1] deprimiert zurückzukommen wegen der — ich
möchte sagen — beruflich u. sozial mörderischen Schwerhörigkeit.

Dagegen werde ich vermutlich mit Grete, die gerne Jena wiedersehen möchte,
wo sie ihre Schul-Jugend verlebt hat, zu der kleinen dortigen Tagung fahren, wo
das Stim̄engewirr geringer und das Auskneifen aus den Sitzungen leichter ist.

---

[1] Pathologen-Tagung in Düsseldorf.

Dort werde ich auch Bredt's sehen, die mir leid tun. Als ich ihm berichtete, daß mir Doerr erzählt habe, daß er (Doerr) in Kiel an 1. Stelle stehe und er (Bredt) angeblich abgewunken habe, war Bredt sehr bestürzt und leugnete dies. Ich habe dann aber nicht weiter mit ihm darüber gesprochen; da er mich aber nicht anlügt, so vermute ich ein Mißverständnis in Kiel oder eine Fortwirkung seiner Absage in Marburg. Jedenfalls gebe ich meine Bestrebung, ihn von Leipzig fortzubringen, nicht auf und wenn Du ihn in Düsseldorf siehst, vermagst Du die Sache vielleicht zu klären. Jedenfalls gönne ich Doerr den Ruf[1] und muß befürchten, daß er ihn annimt; denn dies hier ist trotz seiner Bemühungen imer noch keine richtige Universitäts-Stelle. Sollte er aber Berlin verlassen, wer soll dann hierher? Du kennst die „jungen Leute" besser als ich, aber einen künftigen „Charakter" sehe ich nirgends; alles Schablone, Angelerntes, gute Referateschreiber. Die Originale sitzen in den Nebenfächern; von dort wird die Belebung der Pathologie komen; deshalb tust Du recht, Dir Grenzgänger zu holen, Uebrigens erdrücken die Samel-Lehrbücher gewiß manche junge Kraft; ich scheue mich auch fast, die Mitarbeiter an den „Ergebnissen" zu mahnen; sie sind fast alle für mehrere Verleger verpflichtet; dazu die Belastung durch Kongresse (ohne die der junge Dozent nicht vorwärtskommen kann) u. die — an sich vernünftigen — aber auch von geduldiger Forschung abhaltenden Symposien. Bin ich schon zu alt geworden?

Viele herzliche Grüße Euch Beiden! Dein R. R.

(Nr. 105)

Liebe Ruth. 29.4.56.

Da ich im Augenblick Herwig wenig zu sagen habe, richte ich mein Lebenszeichen an Dich die Du die größten Verdienste um unseren Briefwechsel hast. Ich danke Dir für Deinen Kongreßbericht und berichte selbst über unseren Kongreß in Jena: es war ein Kongreßchen, von meiner Seite mit vielen Schwänzungen und Extratouren zu alten Freunden und nach Weimar zu Göthe und Liszt. In Jena lebt auch — zufällig — mein ältester Schulfeund, mit dem ich vor 70 Jahren (!) in Augsburg in die Volksschule gegangen bin, er barfuß (und von mir beneidet, der ich als kleiner Bourgeois gestiefelt ging). . . .
Herwig würde mir mit einem subjektivem Bericht über Düsseldorf u. kollegiale Erlebnisse Freude machen.

Euch Beiden wünsche ich einen schönen gesunden Frühling. Robert.

---

[1] Nach Kiel.

(Nr. 106)

Lieber Freund. 9.5.56.

... Büchner sandte mir die 2. Auflage seiner Allgemeinen Pathologie: was für eine Arbeitskraft und kraftvolle Persönlichkeit. Die Büchergeschenke häuften sich gerade: eine 2. Auflage von Peipers „Chronik der Kinderheilkunde", an der ich gerne schnuppere, ein vorzügliches Werk; eine Durchsicht von Seiferts prächtiger Monographie über „das kindliche Pankreas" verstärkte meine Achtung dieses sympathischen Schülers von Bredt.

Gestern war, ziemlich erschüttert, Froboese bei mir: er hat, 1 Tag nach seinem 65. Geburtstag, von der Stadt Berlin (wo solche Ungeschicklichkeiten an der Tagesordnung sind) wegen Erreichung der Altersgrenze seine Entlassung auf den 1. Juni 1956, also binnen 3 Wochen (!) erhalten. Dabei war ihm von langer Hand (aber vielleicht inkompetenter Seite?) die übliche 1jährige Verlängerung zugesichert gewesen. Weit und breit gibt es natürlich keinen würdigen Nachfolger für ihn, jedenfalls nicht in Berlin. Auch Plenge geht nächstes Jahr in Pension.

Jetzt habe ich noch eine eigentümliche Bitte an Dich stark belasteten Mann. Auf Betreiben von Frau Grashey, die mich vor 2 Jahren portraitiert hat, will Professor Klövekorn (Bonn, Kaiserplatz 10), Herausgeber des Bayer-Ärzte-Kalenders, im nächsten Jahr mein Bild bringen; glücklicherweise wird es dann nach 8 Tagen abgerissen und verschieden behandelt. Der Künstlerin u. Witwe Grashey's zu liebe, ill ich damit einverstanden sein, kann mich aber nicht dazu entschließen, Klövekorns Bitte um einen Text dazu zu erfüllen. Nun frage ich Dich, ob Du einige *wenige* Zeilen (das ist Bedingung!) nach Art von „Who is who" mittels beigefügter Aufstellung verfassen willst; also Nekrolog auf den „lebenden Leichnam". Sage „Njet", wenn es Dir nicht paßt; könnte es gut verstehen; dann soll Klövekorn (wer ist's) es selber machen.
Danke für die Mitteilung Eurer Pläne; ich weiß noch gar nichts von eigenen, bin zu meinem gefürchteten Geburtstag jedenfalls nicht in Berlin; wegen wiederholter Einladungen nach USA immer unentschlossen (jedenfalls wenn überhaupt, dann zum Schweigen verurteilt.) ...

Nun aber Schluß! Viele Grüße nach Hause! Dein R. R.

(Nr. 107)

Lieber Freund, 1.6.56.

für Deinen reichhaltigen Brief vom 24. Mai und seine Beilagen danke ich Dir sehr herzlich, in erster Linie für Dein warmherziges Begleitschreiben zu dem Kalenderblatt. Ich habe mir hinterher Vorwürfe gemacht, daß ich von Dir so eine Art Nachruf erbeten habe, aber ich wußte mir keinen Rat und kenne Dich als kritischen Freund jetzt noch besser als früher. Es war Spaß und Ernst für mich in reichem Maße. Herzlichen Dank nochmal. ...

Deine Ausführungen über die Pathologie in U.S.A.[1] habe ich mit solcher Spannung gelesen, daß ich mir eine Reihe von Notizen gemacht habe, die ich mir Dir vorzulegen erlaube, zugleich mit der ernsthaften Frage, ob Du mir Deine Schrift nicht für Virchows Archiv anvertrauen willst; dabei müßten wir uns zusammen noch überlegen, ob ich bei dem für Virchows Archiv nicht ganz ungewöhnlichen Inhalt des Artikels, eine einführende Fußnote bringen sollte, aber es geht natürlich auch ohne diese.

Ich freute mich, bei Dir die Verteidigung unserer Einrichtungen und Traditionen zu lesen, bin aber auf der anderen Seite sehr mit manchem Lob über die Fortschritte von drüben einverstanden. Es ist ein merkwürdiges Ding mit der Mischung von Freiheit und Unfreiheit drüben für die Studenten, sie werden ja geradezu bewacht und ob der Zwang zu unablässigem Fleiß und zum Bücherbüffeln gerade für die Begabten unschädlich ist, möchte ich sehr bezweifeln. Daß die Anforderungen hochgestellt werden, hat noch keinem geschadet und hat insbesondere dazu beigetragen, daß es in U.S.A. Elite-Universitäten gibt, was ich am liebsten auch in Deutschland angestrebt hätte, vor allem durch die Uebereinstimmung in den Anforderungen bei den Prüfungen. Aber wo ist in Deutschland die Fakultät, die dazu den nötigen Corpsgeist aufbringt? Wie leicht hätte Berlin am Anfang des Jahrhunderts das werden können. . . .

Ich sehe mit Schrecken, wie während meines Lebens, nicht nur ganz allgemein, auf Grund der staatlichen Versicherungen die allgemeinen Ansprüche an den Staat sich gesteigert haben, sondern speziell auch der Student das Geschenk, das ihm der Staat mit der Universität und dem persönlichen Schutz gibt, nicht mehr würdigt. Wie dagegen in U.S.A. noch ein gesunder Rest der Selbstverantwortlichkeit im Kampfe ums Dasein vorliegt. Ich sehe an den Verhältnissen der Ost-Universitäten und in dem Umstand, daß durch die Bevorzugung der Arbeiter- und Bauern-Kinder eine Studentenschaft entsteht, welche in vollständiger Abhängigkeit von staatlichen Geschenken lebt, indem sie von Stipendien leben und diese u.U. nach den Staatsprüfungen wieder zurückzahlen müssen. . . .

Deinen Vorschlag, englische Zusammenfassungen in den deutschen Zeitschriften zu bringen, will ich mir für Virchows Archiv ernstlich überlegen. In Deinem Falle müßtes Du sie natürlich selbst verfassen. Ob mir Springer einen Uebersetzer sonst zur Verfügung stellen würde, weiß ich nicht. . . .

Mit herzlichem Dank nochmals und vielen Grüßen nach Hause.

Dein Robert R.

---

[1] Betrifft Manuskript von Pathologie in USA. Dtsch. Med. Wschr. *82:* 182—185 (1957).

(Nr. 108)

Bln Chbg 14. 7. 56

Lieber Herwig.

Erst aus Deinem Brief vom 9.7
wurde mir klar, daß Du zu der Feier
am 20.7. kommen willst. Ich danke
Dir herzlich dafür. Die ganze Angelegenheit wurde mit so viel Geheimhaltung
vorbereitet, daß mir angst und bang
werden könnte, was für Ueberrasch-
ungen noch ausser den mir durch die
Einladung des Dekans und vorsichti-
gen Flüsterungen bekannt gewordenen
Plänen kommen könnten. Es ist schwierig
gefeiert zu werden.

Dörr ist rührend bemüht gewesen,
es mir erträglich zu machen.

Mit vielen Grüssen, auch nach
Hause, Dein
R. R.

51

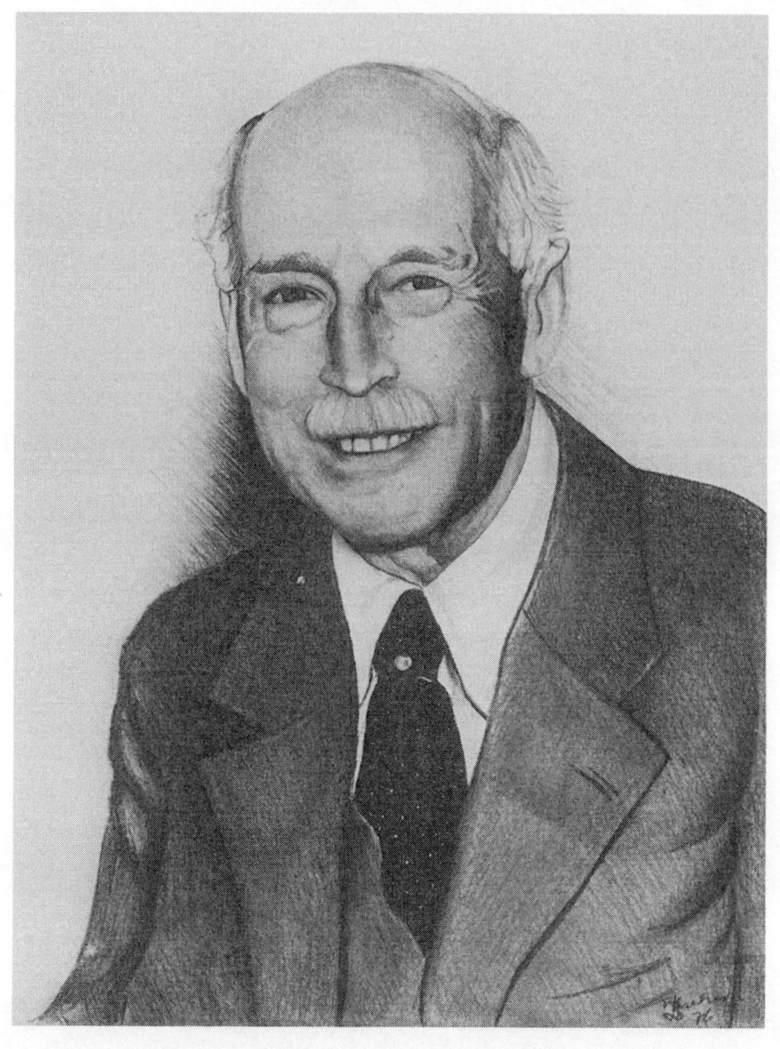

Professor Rössle im Gespräch mit seinen Gästen.
Graphische Herauslösung Rössles aus einem Freundeskreis (H. Bacher, Heilberg)

(Nr. 109)

Lieber Freund Hamperl.   Bayrisch Zell, 23. 8. 56.

Hab meinen allerherzlichsten Dank für die Gaben zu meinem Geburtstag.
Noch habe ich sie allerdings, nach Deiner eigenen Aussage, noch nicht alle in
Händen. Aber schon das, was mir unmittelbar und mittelbar zugegangen ist, ist
zumal von einem sonst so belasteten Mann, wie Du bist, überwältigend.

Die Sammlung der Arbeiten, die mir gewidmet sind, ist mir eine große Freude
als Nachhall mancher unvergeßlicher Zusam̄enarbeit und dauernder menschlicher Verbundenheit; einiges davon habe ich auch schon lesen können. . . .

Viele Grüße, auch von Grete.   Euer Robert.

(Nr. 110)

Lieber Freund Herwig.   z. Zt. Wiesbaden, 21. 9. 56.

Unsere Reise, die zuerst durch das schöne Österreich und mit besonderem
Entzücken durch die Steiermark Roseggers führte, stand dann plötzlich unter
einem Unstern, indem zuerst Grete, dann ich von einer üblen Grippe befallen
wurden, so daß wir nach München in die Pflege meiner jüngeren Schwester
flüchteten und 14 Tage uns recht unwohl fühlten. Dann flogen wir hierher, wo
ich mich den Heilquellen mit leidlicher Besserung hingab. Nun bin ich reisemüde
und fliege morgen nach Berlin zurück. . . .

Wenn es mir wieder gut genug geht, will ich die Einladung nach Greifswald
annehmen und dem guten Busse-Grawitz in den Grenzen, in denen wir Beide
mit ihm übereinstim̄en, eine Freude machen.[1]

Dein Robert R.

---

[1] Diskussionsbemerkung zum Vortrag von P. Busse Grawitz (Cordoba): „Molekular-Pathologie
und Cohnheim'sche Leukozytentheorie" im Colloquium „Grundsubstanz, Zelle und Kapillare"
anläßlich des 100jährigen Bestehens des Lehrstuhls für Pathologische Anatomie in Greifswald am
20. 10. 1956 (Zbl. Pathol. *96:* 379—381 (1957).

In der Abteilung von Frau Professor Knake am Max-Planck-Institut in Dahlem (Leiter Prof.
Dr. A. Butenandt) hatte Rössle sich seit geraumer Zeit mit einer Nachprüfung und Erweiterung der
Versuche von W. Benoit über „Die Neuroleukozytose beim Meerschweinchen" (Virchows Archiv
324: 477—488 (1953) beschäftigt. Benoit beschreibt in dieser Mitteilung Ansammlungen von Leuko-
zyten im Peri- und Endometrium *eines* Nervus ischiadicus und verschiedener Nervenplexus nach
steriler Freilegung und chemischer Schädigung des anderen Nervus ischiadicus. Im Gegensatz zu
Benoit, der eine Emigration dieser Leukozyten aus Gefäßen im Sinne Cohnheim's annahm, meint
Rössle, daß sie am Orte selbst aus dem Zwischengewebe entstünden. Insoweit stimmt er mit den
Thesen von Busse-Grawitz überein; die von diesem angenommene azelluläre Entstehung von Leukozyten aus der ungeformten Grundsubstanz lehnte er aber strikte ab. Er leitete vielmehr diese Leukozyten von den ortsständigen Bindegewebszellen, Fibro- und Histiozyten her.

(Nr. 111)

Lieber Freund.   (ohne Datum) Sept. 56.

Niemand hatte mir gesagt, daß Du mir in der Klinischen Wochenschrift eine Laudatio gewidmet hast[1] und was für eine!

Was mir vor allem an Deinem Gruß Eindruck machte und wohlgefiel, war das Gefühl, daß Du neben mir stehst. Ich verfolge, wie Du weißt, Deinen Weg und Deine Meinungen wie die eines guten Kameraden, auf dessen Freundschaft ich stolz bin und so ist mir das, was Du über mich gesagt hast, nicht nur warm zum Herzen geströmt, sondern auch etwas in den Kopf gestiegen: Sollte ich wirklich so sein?

Du weißt ja auch, daß ich auf Deinen Rat höre. Auf Deinen Rat hatte ich mir das Versprechen gegeben, nicht mehr zu reden. Wohl kann ich sagen, daß man mir noch gern zuhörte, wenn ich hier unter den Pathologen zur Diskussion sprach. Und ich muß Dir gestehen, daß ich vorige Woche meinen Schwur gebrochen und in Greifswald das Wort in der Aussprache mit Busse Grawitz ergriffen habe. Vorher hatte ich mit ihm bei mir in Berlin eine Unterredung zum Mittagessen. Ich konnte ihm zudem durch meine experimentellen Befunde der letzten beiden Jahren eine, wie ich glaube, wichtige Bestätigung verschaffen. Den Beifall des vollen Hörsaals fand ich, wie ich glaube, nicht bloß, weil ich der Einladung in die Ostzone gefolgt war, sondern weil ich etwas zu sagen hatte und es leidlich vorbrachte.

Ich bin der Einladung Holles zur Feier des 100jährigen Bestehens des Pathologischen Lehrstuhls (im Rahmen der 500-Jahr-Feier der Universität) gern gefolgt, weil ich finde, daß wir „Westlichen" alles tun sollen, um unsere Verbundenheit mit den deutschen Kollegen der Ostzone zu bezeugen. (Das Verhalten der Westdeutschen Rektoren zu der Feier in Greifswald bedauere und verurteile ich sehr!).[2]

Hab Dank nochmal und für Vieles und grüße Ruth herzlich. Dein Robert R.

Am 21. 11. 1956 verstarb Robert Rössle ganz plötzlich, nachdem er sich mit seiner Tochter noch über eine geplante Griechenlandreise unterhalten hatte.

Unter den nachgelassenen Papieren fand sich ein unfertiges Manuskript, in dem er seine bis zuletzt fortgesetzten Versuche zur Frage der Fernwirkung von Entzündungen zusammengefaßt hatte, wofür er den Namen „Telesphorie" vorschlug. Da er sich, was bei ihm selten vorkam, seiner Sache nicht ganz sicher fühlte, bat er seinen alten Freund, Professor W. Hueck (München), um Begutachtung des Manuskriptes und Beratung. Hueck erhob in einem Brief vom 30. 10. 1956 gewisse Bedenken, die Rössle offenbar davon abhielten, sein Manuskript für den Druck fertigzumachen. Wir, Prof. Hueck, Frau Prof. Knake und ich haben uns deshalb nicht berechtigt gefühlt, uns über die dem Verstorbenen offenbar gegenwärtigen Bedenken hinwegzusetzen und eine Veröffentlichung des unveränderten oder von anderen bearbeiteten Manuskriptes zu empfehlen. So liegt es denn derzeit bei Rössle's Tochter, Frau G. Wessel (Ljän/Norwegen).

---

[1] Robert Rössle zum 80. Geburtstag. Klin. Wschr. *34:* 880 (1956).
[2] Die westdeutschen Rektoren waren der Feier ferngeblieben.

54

Personen-Verzeichnis

Das folgende Verzeichnis will nur Art und Ort der Tätigkeit der in den Briefen genannten wichtigeren Personen zu der damaligen Zeit (1946—1956) angeben.

Abrikossoff, A. I. (1875—1955): Direktor des Pathologischen Institutes des I. Moskauer Medizinischen Institutes (S. 2)

Altmann, H. W.: Professor am Pathologischen Institut der Universität Freiburg (S. 43)

Anders, H. E.: Direktor des Pathologischen Institutes des Krankenhauses Berlin-Buch (seit 1935), Direktor des Pathologischen Institutes der Charité (1950—1953) (S. 18, 19, 32)

Apitz, K.: Professor, Prosektor des Pathologischen Institutes der Charité (1940—1945) (S. 12, 22)

Bargmann, W.: Direktor des Anatomischen Institutes der Universität Kiel (S. 45)

Boemke, F.: Direktor des Pathologischen Institutes am Städt. Krankenhaus Dortmund (seit 1946) (S. 11)

Bredt, H.: Direktor des Pathologischen Institutes der Universität Leipzig (1948—1954) und Mainz (seit 1954) (S. 18, 19, 45, 48)

Brugsch, Th.: Direktor der I. Medizinischen Klinik der Humboldt-Universität Berlin (seit 1946) (S. 16, 18, 19) .

Büchner, F.: Direktor des Pathologischen Institutes der Universität Freiburg (seit 1936) (S. 49)

Büngeler, W.: Direktor des Pathologischen Institutes Kiel (1942—1956) (S. 38)

Busse Grawitz, P.: Experimental-Pathologe in Cordoba/Argentinien (S. 53, 54)

Chiari, H.: Direktor des Pathologischen Institutes der Universität Wien (seit 1936) (S. 26, 27, 28)

Dallenbach, F.: Amerikanischer Pathologe. Mitarbeiter am Pathologischen Institut der Universität Bonn (seit 1956) (S. 45)

Doerr, W.: Direktor des Pathologischen Institutes der Freien Universität Berlin-Westend (1953—1956) und der Universität Kiel (seit 1956) (S. 48, 51)

Emminger, E.: Direktor des Pathologischen Institutes am Städt. Krankenhaus Augsburg (seit 1946) (S. 25)

Feyrter, F.: Direktor des Pathologischen Institutes der Universität Göttingen (1951—1959) (S. 27, 28)

Froboese, C.: Direktor des Pathologischen Institutes des Städt. Krankenhauses Berlin-Spandau (seit 1930) (S. 7, 16, 22, 44, 49)

Gräff, S.: Direktor des Pathologischen Institutes des Krankenhauses Hamburg-Barmbek (1929—1952) (S. 17)

Hall, D.: Verwaltungsdirektor des Charité-Krankenhauses (S. 18, 19)

Helbig: Angestellter (Sektionsgehilfe) am Pathologischen Institut der Charité (S. 1)

Henschen, F.: Emeritierter Direktor des Pathologischen Institutes der Universität Stockholm, Karolinska Institut (S. 9, 17)

Herzog: Direktor des Pathologischen Institutes in Concepcion (Chile) (S. 16)

Hort, W.: Pathologe. Assistent bei Prof. Linzbach (später Direktor des Pathologischen Institutes Marburg) (S. 23)

Hötzl, H.: Direktor der Medizinischen Abteilung des Städt. Krankenhauses Berlin-Wilmersdorf (S. 12, 16, 21, 27, 28)

Hueck, W.: Direktor des Pathologischen Institutes der Universität München (1948—1956) (S. 25, 26, 36, 54)

Jordan, P.: Professor für Physik der Universität Hamburg (seit 1947) (S. 9)

Kaufmann, C.: Direktor der Frauenklinik der Universität Marburg (1949—1955) und Köln (seit 1955) (S. 11)

Klövkorn J.: Hautarzt, Bonn (S. 49)

Knake, E.: Leiterin der Abtlg. f. experimentelle Zellforschung am Pathologischen Institut der Universität Berlin (Charité) (1935). Abteilungsleiterin am Kaiser Wilhelm Institut für Biochemie (1943), für Zellphysiologie (1948). Leiterin der Abteilung für Gewebezucht am Max-Planck-Institut für vergleichende Erbbiologie (seit 1953) (S. 2, 37, 44, 54)

Koch, W.: Direktor des Pathologischen Institutes am Krankenhaus Berlin-Westend (1925—1953)
(S. 16, 36)

König, J.: Assistent am Pathologischen Institut des Krankenhauses Barmbeck (Hamburg) (1946—
1950), des Krankenhauses St. Georg (Hamburg) (1950—1951), Leiter der Pathologischen Abteilung der Promonta A.G. (seit 1951) (S. 17)

Krauspe, C.: Direktor des Pathologischen Institutes der Universität Hamburg (seit 1948) (S. 5, 7)

Langer, E.: Privatdozent für Pathologie am Pathologischen Institut der Medizinischen Akademie
Düsseldorf (seit 1951) (S. 8)

Lauche, A.: Direktor des Pathologischen Institutes der Universität Frankfurt (seit 1944) (S. 6, 25,
26)

Linzbach, A. J.: Prosektor am Pathologischen Institut der Charité (1945—1950), Direktor des
Pathologischen Institutes am Krankenhaus Berlin am Urban (1950—1954), an der Universität
Marburg (ab 1955) (S. 1, 2, 5, 8, 15, 17, 25, 31, 36, 39)

Lisco, H.: Früherer Schüler Rössle's an der Charité, jetzt Pathologe am Argonne National Laboratory
Chicago/Ill. (USA) (S. 44)

Loeschke, H.: Direktor des Pathologischen Institutes der Universität Greifswald (1931—1947)
(S. 7)

Lüdeke, H.: Früherer Mitarbeiter Rössle's am Pathologischen Institut der Charité. Privatdozent
für Chirurgie an der Chirurgischen Klinik der Universität München (seit 1952) (S. 25)

Lüders, C. J.: Direktor des Pathologischen Institutes am Wenckebach-Krankenhaus Berlin-Tempelhof (seit 1953) (S. 31, 32)

Meyer, W. W.: Assistent am Pathologischen Institut der Charité bis 1951, dann am Pathologischen
Institut der Universität Marburg; dort habilitiert 1953 (S. 17, 23)

Müller, E.: Direktor des Pathologischen Institutes der Universität Erlangen (seit 1948) (S. 25, 26)

Munk, F.: Professor, Leiter der Medizinischen Abteilung des Martin-Luther-Krankenhauses, Berlin
(S. 2)

Neumann, R.: Früherer Oberarzt am Pathologischen Institut der Charité (bis 1936) (S. 8)

Oberling, Ch.: Inhaber des Lehrstuhles für Pathologie an der Ecole de Médecine, Paris (S. 31, 39,
40)

Philipp: Ältester Angestellter am Pathologischen Institut der Charité, in dem er seinen Dienst noch
unter R. Virchow angetreten hatte, und auch wohnte (S. 45)

Rademacher: Angestellter (Rechnungsführer) am Pathologischen Institut der Charité, daselbst auch
wohnend (S. 1, 19)

Randerath, E.: Direktor der Pathologischen Institute der Universitäten Göttingen (1947—1949) und
Heidelberg (seit 1949) (S. 7, 25, 26)

Ratzenhofer, M.: Privatdozent für Pathologie (1942) a.o. Professor (seit 1951) am Pathologischen
Institut der Universität Graz (S. 9)

Rix, E.: Leiter des Pathologischen Institutes am Städt. Krankenhaus Nürnberg (seit 1944) (S. 7)

Rössle, R.: Direktor des Pathologischen Institutes der Universität Berlin (Charité) (1929—1949), des
Wenckebach-Krankenhauses Berlin-Tempelhof (1950—1953)

Roulet, F. C.: Früherer Mitarbeiter Rössle's am Pathologischen Institut der Universität Berlin
(Charité) (bis 1934) (S. 1)

Schürmann, P.: Früherer Prosektor an der Charité und Mitarbeiter Rössle's (bis 1934) und 1941
(S. 5)

Seifert, G.: Privatdozent am Pathologischen Institut der Universität Münster (seit 1955) (S. 49)

Siegmund, H.: Direktor des Pathologischen Institutes der Universität Münster (1942—1954) (S. 7)

Springer, F.: Inhaber des gleichnamigen (wissenschaftlichen) Verlages in Berlin—Heidelberg (ursprünglich: Julius Springer-Verlag) (S. 8, 10, 25, 50)

Straus, A.: Früherer Schüler Rössle's an der Charité. Pathologe am De Paul-Hospital, Norfolk/Va.
(USA) (S. 44)

Terbrüggen, A.: Direktor des Pathologischen Institutes der Städt. Krankenanstalten Bielefeld (seit
1948) (S. 43)

Voss, C.: Wissenschaftlicher Assistent am Pathologischen Institut der Universität Bonn (Februar
1955—März 1956); vor- und nachher Mitarbeiter am Pathologischen Institut Gelsenkirchen
(S. 45)

Zutt, J.: Direktor der Psychiatrischen Klinik Würzburg (seit 1946) (S. 2)

56

I

Am 23. Februar 1976 hat Herr Prof. Herwig HAMPERL an mich mit der Frage geschrieben, ob ich ihn bei der Veröffentlichung seines Manuskriptes „Robert RÖSSLE in seinem letzten Lebensjahrzehnt" beraten könnte. Da mir die Persönlichkeit und Werk RÖSSLES in meinen eigenen Berliner Jahren näher gekommen waren, als ich ursprünglich hatte annehmen dürfen, habe ich mich sofort bereit erklärt, das Manuskript in die „Veröffentlichungen aus der Theoretischen Pathologie" zu übernehmen. Über den Modus wurden wir schnell einig, Herr Prof. HAMPERL räumte mir jede redaktionelle Freiheit ein (Brief vom 2. März 1976). Noch waren meine Bemühungen um eine geeignete Illustration nicht abgeschlossen, als mich die Nachricht von dem Ableben HAMPERLS (22. April 1976) erreichte. Nun war die Schwierigkeit gegeben, über manche Einzelheiten redaktioneller Abstimmung nicht mehr *sprechen* zu können.

Wer als Redactor einige Erfahrung besitzt, weiß, daß bei mehrfacher Durcharbeitung ein und desselben Manuskriptes immer wieder neue klärungsbedürftige Punkte auftauchen. Ich habe mich unter den gegebenen Umständen davon leiten lassen, den Charakter des HAMPERLschen Manuskriptes *möglichst* vollständig zu erhalten. Eine grundsätzliche Frage bei der Herausgabe eines Schriftwechsels ist die, ob man „Allzupersönliches" sichtbar werden lassen darf. Ich meine, daß man dies im vorliegenden Falle tun sollte, um der Jugend in unserem Fache zu zeigen, daß die Altvorderen Menschen aus Fleisch und Blut waren, und daß die Wissenschaft von Menschen gemacht wird. So habe ich die mir eingeräumte Freiheit, adaptativ tätig zu werden, kaum genutzt und nur an wenigen Stellen eingegriffen. Die Briefe, die der verstorbene Meister an seinen leider ebenfalls verstorbenen Schüler und dessen verehrte Gattin gerichtet hatte, möchte ich durch die Worte charakterisieren:

homo sum, humani nil a me alienum puto!

Ob RÖSSLE mit dieser Veröffentlichung einverstanden gewesen wäre, weiß ich nicht. Diese Frage wird HAMPERL geprüft haben. Jenseits eines solchen Wenn und Aber bin ich fest überzeugt, daß sich die Beschäftigung mit R. RÖSSLE *immer* lohnen wird. Diese Gewißheit — und nur diese — war für mich verpflichtend.

Ich habe Frau Ruth HAMPERL, der Witwe Herwig HAMPERLS, herzlich zu danken, daß sie mir erlaubte, das Begonnene zu vollenden, und ich danke Herrn Collegen Christian MITTERMAYER, dem Neffen HAMPERLS, für alle Unterstützung.

Frau Grete WESSEL, geb. RÖSSLE, hat mir auch diesmal die Vorlage zu Abb. 2 geliehen, und sie hat mir erlaubt, durch meinen Graphiker, Herrn Hubertus BACHER, ein Portrait aus einem Familienphoto herausarbeiten zu lassen.

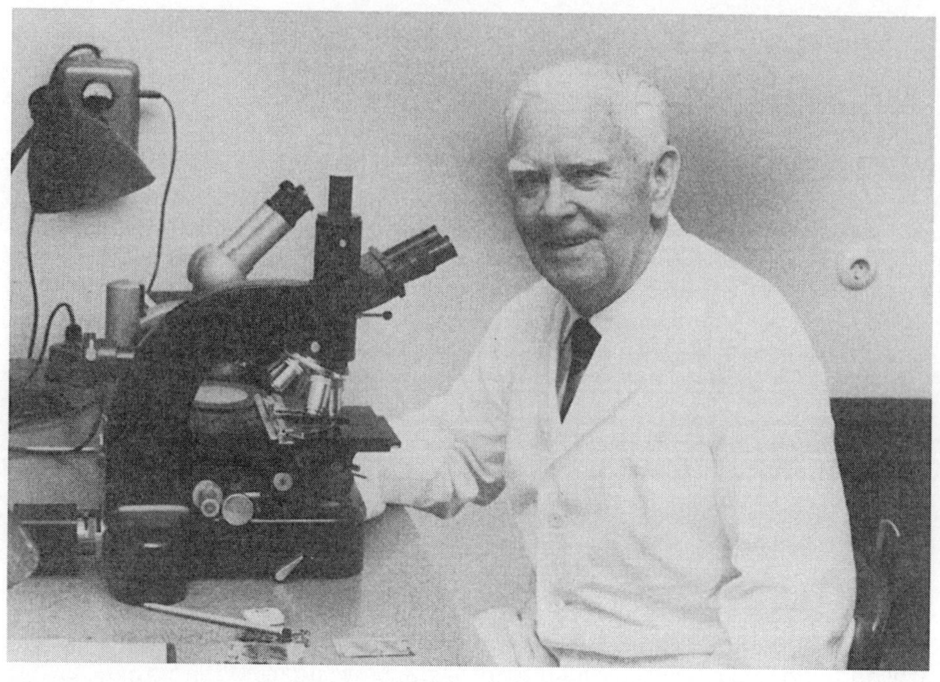

Prof. Dr. Dr. h.c. H. Hamperl in seinen letzten Lebensjahren.
Herwig Hamperl wurde am 12.9.1899 in Wien geboren, 1923 ebendort zum
Dr. med. promoviert. Hamperl war von 1935 bis 1939 am Berliner Institut Rössles
als ao. Professor, von 1939 bis 1945 o.ö. Professor und Institutsdirektor an der
Deutschen Karlsuniversität zu Prag, von 1945 bis 1949 in St. Pölten, Salzburg und
Göteborg, von 1949 bis 1954 als o. Professor und Institutsdirektor an der Universität Marburg/L., von 1954 bis zu seiner 1968 erfolgten Emeritierung in gleicher
Eigenschaft an der Universität Bonn/Rh.
Hamperl starb einige Tage nach Anlage eines Herzschrittmachers plötzlich —
durch Sekundenherztod — am 22.4.1976 in Bonn. Hamperl hat in seiner Autobiographie „Werdegang und Lebensweg eines Pathologen" (Stuttgart: Schatt-
auer 1972) R. Rössle als seinen eigentlichen Lehrer bezeichnet. Er war einer der
profiliertesten, ungemein erfahrenen Pathologen dieser Zeit, der sich vor allem
als Herausgeber von Virchows Archiv durch Herausarbeitung eines neuen deutschen Publikationsstiles bleibende Verdienste erworben hatte.

Es war der erklärte Wunsch HAMPERLs, daß ich versuchen möchte, in diesem
Nachwort Lebensgang und Arbeitsthemen Rösslеs zu skizzieren und „seine
auch heute nachwirkende Bedeutung zu besprechen". HAMPERL verweist im gleichen Briefe auf meinen Aufsatz aus Anlaß des 80. Geburtstages von R. RÖSSLE[1].
So habe ich mich an mein damaliges Manuskript gehalten und, wie der geneigte

---

[1] Dtsch. med. Journal 7: 524 (1956).

Leser leicht erkennen wird, viele Abschnitte übernommen. Hierzu glaubte ich mich berechtigt, denn niemand kann Gleiches mit immer neuen Worten treffend ausdrücken. Ich habe, wie schon 1956, die wichtigeren Veröffentlichungen RÖSSLES angefügt, weil ich erreichen möchte, daß sich die Pathologen *dieser* Zeit schnell bedienen können, suchen sie eine der „Schlüsselarbeiten".

II

R. RÖSSLE entstammte einer schwäbischen Familie. Er wurde als Sohn des Direktors der Kammgarnspinnerei in Augsburg am 19. August 1876 geboren. Die Mutter RÖSSLES stammte aus Straßburg. Es ist, als ob RÖSSLE von beiden Seiten nur das Beste ererbt habe: Schwäbischen Fleiß, Scharfblick, Klugheit, nüchternen Verstand, klaren Sinn für die Realitäten und das Substantielle der Probleme, aber auch Weltoffenheit, Sinn für persönliche Kultur, Lebensart und Ästhetik. RÖSSLE ist zweisprachig aufgewachsen. Es war selbstverständlich, daß die elsässische Mutter auf ihre zweite Heimatsprache, das Französische, nicht verzichtete. Nach Besuch des humanistischen Gymnasiums in Augsburg (Reifeprüfung 1895) studierte er in München, Kiel, Straßburg und wieder in München. Das ärztliche Staatsexamen wurde im Jahre 1900 absolviert. Im gleichen Jahre wurde RÖSSLE mit einer Arbeit über „Das Cystenhygrom" bei dem Geburtshelfer Geheimrat WINKEL zum Dr. med. promoviert. Es ist charakteristisch für den jungen Dr. RÖSSLE, daß er seinen Weg zur pathologischen Anatomie nicht völlig geradlinig findet. Die ersten Assistentenjahre werden vielmehr nacheinander im Pathologischen Institut Kiel (unter Arnold HELLER), im Zoologischen und im Hygiene-Institut München (bei Richard HERTWIG und Max v. GRUBER) verbracht. Die bei HELLER begonnene Tätigkeit als Pathologe wurde durch eine einjährige Reise um die Erde, das Geschenk eines väterlichen Freundes, unterbrochen. Böse Zungen sollen dem damals 26-Jährigen prophezeit haben, daß aus ihm schwerlich etwas Ordentliches werde, wenn die soeben warm gewordene wissenschaftliche Arbeit eine derart lange Unterbrechung fände. RÖSSLE will entgegengehalten haben, daß er entweder mit oder ohne Reise etwas tauge, oder aber ohne oder mit Zeitverlust für die akademische Laufbahn nicht geeignet sei! Der nachhaltige Einfluß des zweifellos großartig gewesenen Reiseerlebnisses scheint die Kräfte des Zurückgekehrten vervielfältigt zu haben: Die noch in Kiel 1902 angebahnte *Habilitation* wurde durch eine Arbeit „Der Pigmentierungsvorgang im Melanosarkom" (veröffentlicht aus dem Institute R. HERTWIGS in München) mit der Venia legendi (Kiel 1904) zum Abschluß gebracht [1].
Wer die Arbeiten aus den ersten Assistenten- und Dozentenjahren RÖSSLES übersieht, wird zustimmen, wenn ich feststelle, daß Thematik, Technik und Ausdauer für das ganze spätere Werk kennzeichnend sind: Durch HELLER in die morphologische Diagnostik eingeführt, bei v. GRUBER mit der seinerzeit in Entfaltung begriffenen Immunitätslehre bekannt und bei HERTWIG auf das Allerbeste mit einer funktionellen Morphologie vertraut gemacht, begann RÖSSLE mit der Bearbeitung eines Gebietes, das bei flüchtiger Betrachtung wenig einheitlich erscheint, bei näherem Zusehen gleichwohl als geschlossenes Ganzes imponiert:

Es sind dies Physiologie und Pathologie des Stoffumsatzes in der Zelle, des Stoffaustausches zwischen Kern und Cytoprotoplasma, die Auseinandersetzung der Zelle mit der Umwelt und, von der Beobachtung dieser Phänomene ausgehend, *zwei große Linien*, welche hier beginnen:
Es handelt sich

1. um die Entzündungslehre,
2. um die Erforschung der Phänomenologie,
   nämlich der kausalen und formalen Bedingungen von Zellreifung, -differenzierung, von Wachstum und Entwicklung, von Alterung und Tod.

Dem Gesamtproblem mit allen Teilfragen ist RÖSSLE sein Leben lang treu geblieben. Hinter dem nicht allzu aufschlußreichen Titel der Habilitationsschrift verbirgt sich nicht mehr und nicht weniger als das Kernstück späteren Programmes. Durch Züchtungsversuche von Protozoen in Reinkultur wurden die Beziehungen der „Kernreduktion" zur Pigmentbildung, die Abgabe von Chromatinpartikeln („Chromidien" HERTWIGS) aus den Zellkernen in das Protoplasma erkannt und abgebildet. Wenn man heute auch zu wissen glaubt, daß die Melaninbildung nicht durch derartige Mechanismen grundsätzlich erklärt werden kann, so ist doch die Beobachtung RÖSSLES über die Vorgänge bei der „Ausschleusung" von Kernsubstanzen in das umgebende Protoplasma von grundsätzlicher Bedeutung[1]. Sie wird heute als Elementarvorgang bei der zellularen Eiweißsynthese aufgefaßt (G. C. HIRSCH, H.-W. ALTMANN, W. SANDRITTER). Eine weitere programmatisch nicht unwichtige Studie aus der Frühzeit handelt von der „chemischen Individualität" der Embryonalzellen [2]. Von der Überzeugung ausgehend, daß unter anderem ein Verständnis des Geschwulstwachstums nur erschlossen werden könne, wenn es gelänge, die Probleme von Wachstum und Altern zu lösen — „dies ist der einzig aussichtsvolle Weg der Krebsfrage" —, versucht RÖSSLE in Erfahrung zu bringen, ob das biogenetische Grundgesetz Ernst HAECKELS „auch in biochemischer Hinsicht" Gültigkeit habe. Diese Frage, ob morphologisch, und zwar phylo- wie ontogenetisch, weniger differenzierte Zellen weniger befähigt wären, als Antigene zu fungieren, klingt in RÖSSLES Arbeiten immer wieder an. RÖSSLE kam seinerzeit zu dem Ergebnis, daß auch Embryonalzellen in der Lage sind, spezifische Antisera zu erzeugen, daß also bereits frühzeitig eine biochemische Individualität gegeben sei. Er kann später zeigen, daß selbst Protozoenaufschwemmungen eine spezifische Sensibilisierung induzieren. Wir erkennen in diesen Arbeiten die Vorbereitung einer *„vergleichenden Pathologie der Entzündung"*, aber auch den Ausdruck einer über die Schranken der ausschließlich morphologischen Betrachtungsweise hinausgreifenden Behandlung der Probleme.
Neben diesen Fragen der Individualität, des Stoffwechsels, der Reifung, der Umweltbeziehungen der Zellen, deren Behandlung Ausgangs- und Schnittpunkt für die beiden Hauptlinien der RÖSSLEschen Lebensarbeit geworden ist (Wachstum, Differenzierung, Alterung einerseits; Entzündung, Allergie, Resistenz zum anderen), hat der junge Privatdozent zahlreiche sonstige Studien aufgenommen, die ihn zum Teil jahrzehntelang ebenfalls beschäftigt haben.

---

[1] Vgl. hierzu Rössles Abbildungen in Zschr. Krebsforschung, Bd. 2 (1904), Tafel XVI, Fig. A. a. c.

Bevor wir die Verzweigung des so ertragreich gewesenen Baumes des RÖSSLE-
schen Werkes weiter zu folgen versuchen, seien einige Daten über den äußeren
Fortgang des Lebensweges eingestreut: Im Jahre 1906 habilitierte sich RÖSSLE
von Kiel an die Universität München um. Er wurde erster Assistent und Prosektor bei O. v. BOLLINGER. 1909 erfolgte seine Ernennung zum a.o. Professor.
Auch unter dem Nachfolger BOLLINGERS, unter Max BORST, blieb RÖSSLE am
Münchener Institut. RÖSSLE gewann noch kurz vor dem Tode BOLLINGERS, der
das Ideal eines Chefs an Klugheit, Herzensbildung und schlichter Menschlichkeit
gewesen sein muß[1], Werner HUECK, den späteren Ordinarius unseres Faches in
Leipzig und München, als wissenschaftlichen Assistenten. Max BORST seinerseits
brachte den durch Arbeitswut und wissenschaftliche Neigung zur Behandlung
von Fragen der vergleichenden, damals wohl auch experimentellen Pathologie
(Ulcus; Carcinom) bekannten Privatdozenten Alexander SCHMINCKE mit. So
fand sich seinerzeit eine Institutsbesatzung zusammen (BORST, RÖSSLE, SCHMINCKE,
HUECK), die eine damals wie heute beachtliche wissenschaftliche Potenz reprä-
sentierte. Im Jahre 1911 folgte RÖSSLE einem wegen der aufsehenerregend dürfti-
gen Institutsverhältnisse nicht gerade verlockenden Rufe nach Jena. Es scheint,
daß das von RÖSSLE selbst später zitierte GOETHE-Wort [29], daß jener
(J. W. GOETHE) „nirgends so leicht und glücklich produziert habe als in Jena"
für den 35-jährigen Ordinarius besondere Gültigkeit besessen hatte. Trotz
Schwierigkeiten der verschiedensten Arten erbaute RÖSSLE noch vor dem ersten
Kriege das wohl durchdachte und noch immer ansehnliche Jenenser Pathologische Institut. Ein Ruf nach Bonn (1921) wurde abgelehnt. Im gleichen Jahre
fand die 18. Tagung der Deutschen Pathologischen Gesellschaft in RÖSSLES neuer
Arbeitsstätte in Jena statt. 1922 folgte RÖSSLE einem Ruf nach Basel. Ein noch-
maliger Ruf nach Bonn und ein Ruf nach Heidelberg (1926) wurden ausgeschla-
gen. Es scheint, daß die freisinnig-geistige Atmosphäre in Basel, das kulturelle
Niveau der Patrizierstadt ein für die Entfaltung von Arbeit und Eigenart des
nunmehr 46-Jährigen besonders geeigneter Boden gewesen ist. Es ist wahrscheinlich, daß RÖSSLE Basel wohl nicht so bald verlassen hätte, würde ihn nicht 1929
ein Ruf auf Deutschlands ersten Platz, den Lehrstuhl Rudolf VIRCHOWS, er-
reicht haben. In Berlin, der Stadt der Arbeit, der Anregungen, in einem zwar
nicht immer absolut universitätsfreundlichen Milieu, indessen ausgestattet mit
dem wirksamen und wohl disziplinierten Instrument eines gut etatisierten Institutes erlangte, was ohnedies selbstverständlich gewesen wäre, RÖSSLES wissenschaftliche Sprache rasch Weltgeltung. RÖSSLE ist der Stadt und seinem Arbeits-
platze in guten wie in schlechten Tagen, trotz Zerstörung im zweiten Kriege,
trotz Hungersnot und Krankheit treu geblieben. Nach der Teilung Berlins und
nach erfolgter Emeritierung hat er im Alter von 72 bis 76 Jahren (!) das Pathologische Institut des Wenckebach-Krankenhauses in Berlin-Tempelhof gegründet,
eingerichtet und bis zum 31. März 1953 geleitet.
Kehren wir zum Verfolg seiner wissenschaftlichen Bemühungen zurück:
Robert RÖSSLE, hervorgegangen aus der ZENKERschen Schule durch HELLER,
aus der VIRCHOWschen durch BOLLINGER, hat sich nahezu mit allen Gebieten

---

[1] Vgl. hierzu auch [16]: „Die Art seines Humors und sein Verständnis für Lebensgenuß verrieten
wie seine Sprache seine Herkunft aus der Rheinpfalz"!

unseres Faches beschäftigt. Wer sich der Aufgabe unterzieht, RÖSSLEs Arbeiten planmäßig durchzusehen, wird erkennen, daß RÖSSLE mit außerordentlicher Beharrlichkeit, und zwar über viele Jahrzehnte hindurch, bestimmte Fragen immer wieder behandelt hat. Es gilt dies nicht nur für zentrale Probleme der Allgemeinen Pathologie, sondern auch für spezielle pathologisch-anatomische Beobachtungen. Unter seinen Händen ist auch die sogenannte Kasuistik niemals erstarrt, niemals steril geblieben. Es wurde Stein an Stein gefügt, und es ist aus der Zusammenschau einzelner Sachverhalte eine allgemeine Perspektive entstanden.

Von besonderem Reiz ist die Beobachtung, mit welcher Konsequenz das bereits angedeutete Problem der Auseinandersetzung der Zelle mit ihrer Umwelt ausgebaut wurde: Aus dem Jahre 1907 liegt eine Studie über die Phagocytose der roten Blutkörperchen durch Parenchymzellen [9], insbesondere durch Leberepithelien vor. Bei der Wichtigkeit, die seit Elias METSCHNIKOFF dem Phänomen der Phagocytose als sichtbarem Ausdruck zellular gebundener Abwehr beigemessen wurde, muß die theoretische Bedeutung der morphologischen Beobachtung RÖSSLES besonders betont werden. Sie hat mit dazu beigetragen, das Kennzeichen der funktionellen Zusammengehörigkeit der Elemente des retikuloendothelialen Systems ASCHOFF-LANDAU *nicht,* jedenfalls nicht überwiegend, in der Phagocytose, wie zunächst erörtert, sondern in einer zwar verwandten, aber keinesfalls identischen Eigenschaft, der Fähigkeit zur Stoffspeicherung, zu erblicken. Die Fähigkeit der Leberepithelien aber zur Phagocytose der Erythrocyten, die hierdurch ermöglichte intraepitheliale hämoglobinogene Pigmentbildung schien RÖSSLE für die pathogenetische Deutung der Hämochromatose wichtig. Die Grundfrage, welches die morphologischen Äquivalente der durch EHRLICH entscheidend geförderten Immunitätslehre, genauer: der ihr bis dato als wesentlich zugrundeliegend erkannten humoralen Vorgänge und Reaktionen seien, hat RÖSSLE als einen der Ersten beschäftigt. In seiner Monographie über die „Fortschritte der Zytotoxinforschung" [1910; vgl. 15] klingt sodann die Überzeugung an, daß es nicht mehr lange dauern könne, bis man „gewisse beim Studium der Allergie aufstoßende Fragen mit Hilfe histologischer Methoden in Angriff nehmen" müsse [15]. Eine wohl ausgewogene allgemeinverständliche Darstellung über die histale Immunität hat RÖSSLE in der letzten Auflage des ASCHOFFschen Lehrbuches [56] vorgelegt (1936).

Im Jahre 1914 berichtete RÖSSLE erstmals [20] über seine Untersuchungen mit FRÖHLICH[1] „Über die Merkmale der Entzündung im allergischen Organismus". Bekanntlich hat er mit seinen Schülern die *morphologischen Grundlagen der Allergielehre* erarbeitet.

Es mag die ursprüngliche Absicht gewesen sein, „progressive Organerkrankungen von Entartungscharakter" auf die allmähliche Entstehung von Autocytotoxinen zurückzuführen [30, 45]. RÖSSLE hatte sich also damals bereits dem Problem der Autoaggressionskrankheiten entscheidend genähert. Seine ursprüngliche Absicht ist, im ganzen gesehen, nicht verwirklicht worden. Es hat sich aber zeigen lassen, daß einzellige Lebewesen (Flagellaten) eine Resistenzvermehrung gegen spezifische Antikörper gewinnen können [13].

---

[1] Vgl. A. Fröhlich: Über lokale gewebliche Anaphylaxie. Z. Immunitätsforschung, I. Tl. Originale 20: 476 (1914).

Dagegen schlugen die Versuche fehl, Überempfindlichkeitsreaktionen an Protozoen zu erzeugen. Die Versuche wurden daher auf „Gewebe" ausgedehnt. In
Analogie zum COHNHEIMschen Entzündungsversuch wurde eine länger anhaltende
Entzündung am Gekröse des Kaltblüters (Sommerfrosch) gesetzt und schließlich
der Versuch gemacht, eine örtlich gebundene Überempfindlichkeit (FRÖHLICH)
zu erzeugen. Es ergab sich, daß dieser Allergieversuch das wichtigste Modell
einer parenteralen Verarbeitung körperfremder Eiweißstoffe darstellt. Im Verfolg dieses Gedankens wurden in Basel das Arthus-Phänomen am Warmblüter
(W. GERLACH), die Überempfindlichkeitsreaktion an den inneren Organen des
Säugetierkörpers (F. KLINGE) sowie eine Art von Arthus-Phänomen an der
Meerschweinchenpleura (ROULET) erarbeitet. Die Reihe dieser Arbeiten hat
nicht nur das Ergebnis der Vermittlung neuer Tatsachen gebracht, sondern in
verschiedener Hinsicht klärend gewirkt. Es erschien wahrscheinlich, daß granu-
lomatöse Entzündungen und damit auch die typischen spezifisch-entzündlichen
Granulome, namentlich bei der Tuberkulose, allergischer Genese [45], die tuberkulöse Verkäsung vielleicht gar ein Pendant der beim Arthus-Phänomen in Szene
gehenden Nekrotisierung darstelle [32]. Die Hauptbedeutung dieser Arbeiten der
Baseler Jahre sehe ich darin, daß der von v. PIRQUET einst am Krankenbett richtig
und glücklich konzipierte Begriff der Allergie, der dann von seinem Schöpfer
selbst in späteren Jahren stark verschwommen wiedergegeben worden war —
Symptom und Anlaß nicht nur einer Sprach-, sondern auch Begriffsverwirrung
(!) —, sauber gehalten wurde. Es mag als glückliche Fügung bezeichnet werden,
daß RÖSSLES Baseler Fakultätscollege Robert DOERR das allergische Geschehen
kausal auf eine Antigen-Antikörperreaktion bezogen hatte. So mag ein Geben
und Nehmen bestanden haben. Das Charakteristische und absolut Eigenständige
der RÖSSLEschen Allergieforschung ist die wiederholt getroffene, für den Allergie-
begriff, wie er *ärztlich* gesehen werden muß (was aber unter dem Eindrucke der
natürlich unbestritten wichtigen, gleichwohl überschätzten Laboratoriumsdia-
gnostik leicht übersehen wird) entscheidende Feststellung [49]:

*Die Definition des allergischen Geschehens setzt sich aus genetischen und
phänomenologischen, aus zeitlichen und quantitativ abgestuften semiotischen Teilen
zusammen* (v. LEYDEN-Vorlesung).

Die allergischen Entzündungen sind durch „zeitliche und quantitative Inten-
sität" ausgezeichnet [20, 45, 49, 60]. „Als Besonderheit" bleibt „der Allergie die
Spezifität der Einstellung auf erlebte chemische Reizung durch sogenannte
Antigene" [49].

Auf dem Boden einer als verändert gegebenen Reaktionsweise können neue
krankhafte Erscheinungen entstehen. Diese auf der Basis der Allergie zur Entwicklung gelangten Phänomene bedeuten Wesen und Inhalt der wahrscheinlich
sehr häufigen Pathergie. — Pathergien waren im Sinne RÖSSLES nur solche
Äußerungen des Lebens, welche auf der Grundlage erworbener Veränderungen
einer Reaktionsbasis in Szene gehen. Als Beispiel mögen hämorrhagische Reaktionen gelten, die auf dem Grundvorgang einer chronisch-granulierenden Entzündung, etwa als perifokale Blutungen bei einer Lungentuberkulose [92],
entstanden sind.

Neben und in gewisser Weise als Hintergrund der Arbeiten über Allergie sind die jahrzehntelang gepflegten Untersuchungen zum *Entzündungsgeschehen* schlechthin herangereift. Der Leitgedanke war es, die Entzündung als „Stoffwechselvorgang", als *parenterale* Verdauung zu interpretieren. Es erscheint selbstverständlich, daß der bei R. HERTWIG in die Schule Gegangene eine vergleichende Pathologie der Entzündung erarbeitete. Das Vorgehen war nicht grundsätzlich neuartig. Man könnte sagen, seit Ernst HAECKEL, besonders aber seit METSCHNIKOFF, sei das Problem letzten Endes auch in dieser Beleuchtung bekannt gewesen. Aber man muß doch betonen, daß erst RÖSSLE den Gesamtvorgang richtig übersehen, ausreichende Erfahrung, Sachkenntnis und vor allem Ausdauer besessen hatte, die morphologischen Reaktionen beim Entzündungsvorgang in der ganzen Tierreihe richtig zu erarbeiten und, was noch mehr bedeutet, richtig zu beurteilen. Die bei den Wirbellosen nachweisbare Reaktion auf Fremdkörper, das Auftreten von Wanderzellen, die Proliferation und Ablösung von Wand-, das sind Uferzellen (z.B. der Leibeshöhle des Regenwurmes), repräsentieren das Äquivalent des bei den höheren und warmblütigen Tieren zwar wohl bekannten, gleichwohl im Dienste der Gewebereinigung stehend von RÖSSLE erst erkannten Exsudates [32]. Die Arbeit RÖSSLEs befreit uns von der seit METSCHNIKOFF immer wieder in Erscheinung getretenen Kurzschlüssigkeit des Denkens, besonders in der klinischen Medizin, von der selbst heute noch laut werdenden Meinung, daß Entzündung

a) Folge einer mikrobiellen Infektion und

b) prozessual an das Phänomen der Phagocytose wesentlich gebunden

sei. In einem Referat auf der 18. Tagung der Deutschen Pathologischen Gesellschaft [33], dessen Lektüre auch im Abstand von 50 Jahren erregend ist, und das als Krönung seiner Entzündungsstudien bezeichnet werden darf, zeigt RÖSSLE, daß die Entzündung

a) eine Urfunktion tierischen Gewebes,
b) die gesteigerte Fähigkeit mesodermaler Gewebsabkömmlinge zur Reinigung des Schauplatzes von Fremdstoffen ist, und daß
c) die „physiologische" Entzündung bei den Morphallaxien, also dem normalen Umbau und Ersatz von embryonalen Organanlagen in allen Einzelheiten den Vorgängen einer „pathologischen" Entzündung entspricht.

Die Entzündung im ärztlichen Sinne stellt nichts wesenhaft Besonderes oder Unerhörtes dar. Sie hat ihre physiologischen Paradigmen. Das Bemerkenswerte ist ihre Intensität und die Komplexität des Geschehens. RÖSSLE untersucht die Entzündung vom naturhistorischen Standpunkt aus. Er steht auf einem neutralen Boden zwischen kausaler und teleologischer Betrachtung. Die Zweckmäßigkeit des Entzündungsgeschehens ist für ihn das Ergebnis einer Entwicklung, nicht aber der Wirkung unbekannter „immanenter Lebenskräfte" oder „geheimnisvoller Ganzheitsbeziehungen".

Wenn man sich vergegenwärtigt, daß immer wieder um die Berechtigung einer naturwissenschaftlichen Entzündungslehre, und zwar nach der Seite des Begrifflichen und Tatsächlichen gerungen worden ist, so kann man die Leistung RÖSSLEs gar nicht hoch genug veranschlagen. Ihre Bedeutung liegt in dreierlei:

1. Eigentliche pathologische Prozesse gibt es gar nicht; alles Krankhafte ist nur entgleiste Norm. Die Entzündung hat, wie andere Lebenserscheinungen, ihre stammesgeschichtliche Entwicklung.

2. Die entzündlichen Vorgänge bestehen in humoralen und zellularen Lebensäußerungen; sie sind zusammengesetzter Natur.

3. Wer nur Teilvorgänge untersucht oder sich ausschließlich an morphologische Kriterien hält, wird das Wesen einer Entzündung nicht erkennen können.

Dies bedeutet, daß Entzündung im ärztlichen Sinne keinesfalls pathologisch-anatomisch allein richtig erfaßt werden kann. Das komplexe Geschehen ist einer auschließlich analysierenden Betrachtung nicht zugänglich. „Je enger wir sozusagen die Blende unseres Gesichtskreises bei der Entzündung zuziehen, desto unsicherer werden wir in der Diagnose der entzündlichen Natur der beobachteten Dinge... Wenn wir aber die Blende öffnen und das ganze Schauspiel sehen, dann können wir sagen, worum es sich handelt" [33].

Das Entzündungsproblem hat auch eine *konstitutionelle Seite*. Der Kranke hat also nicht irgendeine Infektionskrankheit, sondern z.B. „seinen" Typhus. Die Entzündung ist also in ihrer Gestaltung nicht nur von der Art des Entzündungsreizes, sondern von der individuellen örtlichen Entzündungsfähigkeit, von der Eigenart des entzündungsbereiten Gewebes und dieses vom Gesamtorganismus abhängig. Indem das Entzündungsproblem Beziehungen zu den Anschauungen und Forderungen der Konstitutionspathologie gewinnt, wird es, ohne seinen naturwissenschaftlichen Charakter irgendwie einzubüßen, „wieder mehr als bisher eine ärztliche Frage" [32].

Rössles Arbeiten über Entzündung haben auch noch andere Früchte gezeitigt. So ist es beinahe selbstverständlich, daß der pathologischen Anatomie der *Infektionskrankheiten* seit jeher eine bestimmte Aufmerksamkeit entgegengebracht wurde. In die Jenaer Zeit fällt der „Versuch einer natürlichen Ordnung der Infektionskrankheiten auf pathologisch-anatomischer Grundlage" [25]. Der *Typhus abdominalis* war mehrfach Gegenstand der Darstellung [24, 75, 79]. Die hämorrhagische Reaktion beim Typhus nach Schutzimpfung wird als Ausdruck einer Pathergie aufgefaßt. Eine andere grundsätzlich bedeutsame Arbeit behandelt den „Formenkreis der rheumatischen Gewebsveränderungen mit besonderer Berücksichtigung der rheumatischen Gefäßentzündung" [50]. Sie beschäftigt sich mit der Interpretation arteriitischer Prozesse als rheumatische Läsionen und bringt zum Ausdruck, daß das rheumatische Granulom allergisch-hyperergischer Pathogenese sei. Die Zuordnung der End-, Peri- und Pan-Arteriitis zum Rheumatismus und der Einbau dieses in den größeren Rahmen der Allergosen ist zwar niemals unwidersprochen geblieben. Rössle betont aber ausdrücklich, daß sich die, auch pathologisch-anatomische Diagnose auf einen Symptomenkomplex zu gründen habe, und daß es nicht zu erwarten sei, daß eine so besonders zusammengesetzte Krankheit wie der Rheumatismus auf einen einzigen Grundvorgang pathogenetisch zu beziehen wäre.

Mit zu den anschaulichsten und einprägsamsten Abhandlungen Rössles gehören seine Arbeiten „über wenig beachtete Formen der Entzündung" [52], nämlich über die *„seröse Entzündung"*. Das Anliegen wird deutlich, zitiert man folgende RÖSSLEsche Formulierung [54]: „... in Aussprachen mit Fachgenossen ist es mir, mehr als aus der Kenntnis des Schrifttums, klargeworden, daß man, offensichtlich unter dem Einfluß zellular-pathologischer Anschauungen und der verkannten Beschränktheit der Bilder der gefärbten trockenen Paraffinschnitte nur das als Entzündung gelten lassen möchte, was durch entsprechende entzündliche Zellansammlungen gekennzeichnet ist". Wir verdanken RÖSSLE also die Erkenntnis, daß weit verbreitete Entzündungsvorgänge, besonders der parenchymatösen Organe, nicht durch das banale histologische Äquivalentbild, sondern durch ein entzündliches Ödem, das seröse Exsudat, gekennzeichnet sind, welches, je länger es im Gewebe liegt, umso deutlicher eine charakteristische pathologische Leistung erkennen läßt [70]: Der seröse Erguß wirkt gewebsfeindlich, er führt zu Entleimung, Desmo- und Histolyse; er entsteht durch Permeabilitätssteigerung der Wände der kleinen Blutgefäße durch das Mittel sogenannter „Dysorie" (P. SCHÜRMANN); er führt aber auch durch Giftwirkung der im Zuge der Gewebsreinigung in die Parenchymzellen aufgesaugten Exsudatmassen zu Parenchymuntergang („Entparenchymisierung"), also zu Parenchymschwund und in der ferneren Konsequenz zur Organsklerose [51].

Wir begegnen der serösen Entzündung bei den verschiedensten Gelegenheiten: Nach Eiweißzerfallsvergiftung (Verbrennung), bakterieller Intoxikation, Morbus Basedow, maligner Nephrosklerose, Ostitis deformans Paget u. v. a. m. — Die „seröse Entzündung" war Gegenstand der auch sprachlich besonders schönen ASCHOFF-Gedächtnis-Vorlesung [19. Januar 1943; 70], sowie der Kriegstagung der Deutschen Pathologen in Breslau [1944; 71]. Die Arbeiten RÖSSLES und seiner Schüler haben nicht nur ein für die Lehre der Organsklerosen entscheidendes pathogenetisches Prinzip aufgezeigt, sondern das dringend erwünschte morphologische Korrelat der experimentellen, namentlich klinisch-experimentellen Studien von EPPINGER („Permeabilitätspathologie"[1]) geliefert.

Wie eingangs erläutert, besitzt die zweite Hauptlinie der RÖSSLEschen Arbeiten — *Wachstum, Entwicklung, Alterung, Tod* —, die gleiche Quelle wie der Komplex der Untersuchungen über Entzündung. Die Wurzel ist hier wie dort die Arbeit an der Zelle, dem einzelligen Individuum. Auch die Methode ist in beiden Fällen die gleiche, die vergleichend-anatomische. Dies kann bei dem zoologisch geschulten, durch R. HERTWIG mit HAECKELS Gedankengut besonders bekannt gemachten, ausgerechnet nach Jena (an die Seite MAURERS) berufenen Pathologen kaum anders sein. Über *Wachstum und Altern* [31], *das Wachstum der Schulkinder* [34] und über das *Wachstum der Zellen und Organe* [35] liegt je eine große Monographie vor. Diese Arbeiten lassen wieder eine Gabelung in zwei Teilgebiete erkennen. Es ist dies einmal das konstitutionspathologische Problem, zum andern das — ich möchte es einfach nennen — zellulare, histologische, das morphologische, kurzum das Problem des gestörten Stoffumsatzes, der gestörten Entschlackung der Alterung und des physiologischen Todes.

Aus der Reihe der Schriften zur *Konstitutionspathologie* nenne ich einen weiteren, den einleitenden Beitrag RÖSSLES zum ASCHOFFschen Lehrbuch [55]. Er ist, obwohl die letzte Auflage vor 40 Jahren erschienen, wegen der Klarheit

---

[1] Vgl. Eppinger, Hans: Die Permeabilitätspathologie als Lehre vom Krankheitsbeginn. Wien: Springer 1949.

66

seiner Gliederung, der treffenden Erläuterung, was Konstitution und Disposition sei, einer einführenden Erörterung der Erbpathologie und der Lehre von den Krankheitsursachen noch immer lesenswert. Ich verweise sodann auf eine höchst originelle Untersuchungsreihe, die zum Thema der „inneren oder anatomischen Ähnlichkeit blutsverwandter Personen" [61, 67]. Als Frucht eines bis in die Assistentenjahre reichenden Bemühens muß RÖSSLES Werk „*Die pathologische Anatomie der Familie*" [65] gelten. Es ist in seiner Form und seinem Anliegen einzigartig. RÖSSLE hat in nahezu vierzigjähriger Arbeit die Sektionsergebnisse von Angehörigen gleicher Familien und damit ein erstaunlich großes Beobachtungsgut zusammengetragen.

Es handelt sich nicht einfach, was man glauben könnte, um eine Art von Erbpathologie, sondern um mehr. Neben der inneren Ähnlichkeit zwischen Eltern und Geschwistern, zwischen den Geschwistern selbst, damit auch zwischen ein- und mehreiigen Zwillingen, zwischen Mehrlingen überhaupt, wurde die Bedeutung sozusagen des ganzen Lebensraumes einer Familie, der Peristase im besten Sinne (Wohnung, Kleidung, Nahrung, seelische Belastung, Lebensgewohnheiten schlechthin) für die Entfaltung familieneigentümlicher Krankheiten zu erfassen getrachtet. Gibt es konjugale Erkrankungen der Ehegatten, welche nicht Infektionsfolgen sind? Gibt es eine konjugale Arteriosklerose oder einen Cancer-à-deux? Als Ergebnis der Bemühungen RÖSSLES läßt sich herausschälen, daß offenbar tatsächlich so etwas wie eine „überindividuelle Krankheit" existiert. Sie muß ganz wesentlich die Folge exogener Bedingungen sein. Demgegenüber tritt die Bedeutung der besonders in den Jahren des sogenannten Dritten Reiches stark überschätzten Erbfaktoren klar zurück.

Auf der gleichen Linie bewegen sich die Ergebnisse von RÖSSLES *gerontologischen* Arbeiten. Zu einer Zeit, da sich nur wenige mit der planmäßigen Erforschung der Vorgänge bei der Alterung beschäftigt haben, hat er systematische Studien angestellt und eine Fülle von Beobachtungen zusammengetragen. Ich kann nur auf einige Leitgedanken eingehen [90]: *Das Altern ist ein Urphänomen des Lebens.* Dieses ist gebunden an die chemische und morphologische Struktur des Protoplasma. Solange Zellen und Gewebe wachsen, Protozoen sich teilen können, spielt die Alterung keine Rolle. *Was aber an Wachstum verloren, an Differenzierung gewonnen wird, nennt man Reifung.* Sie wird durch das Altern erworben. Das Zahlungsmittel aber ist der Tod. Der Organismus der mehrzelligen Pflanzen, der Tiere und der Menschen besteht aus zu ewiger Jugend befähigten *und* aus alternden Teilen. Die tatsächlich faßbaren Vorgänge bei der Alterung bestehen in physikalisch-chemischen Veränderungen des Cytoprotoplasma sowie der paraplastischen Strukturen. Es kommt zu Kondensation (Plasmahysteresis), Vergrößerung des anorganischen Aschengehaltes, Abnahme der Membranpermeabilitäten, Erschwerung der Selbstreinigung der Parenchymzellen und somit zur Ablagerung von Schlackenstoffen. Diese Abnützungsvorgänge i. w. S. sind auch an die Tierklasse, die Species, aber auch an die Konstitution gebunden. Wirbeltiere, die am längsten leben, Reptilien, behalten ständig die Fähigkeit zur Fortpflanzung; sie können während des ganzen Lebens, wenn auch periodisch und schubweise, wachsen. Die Organe, welche am höchsten differenziert und am kompliziertesten gebaut sind, zeigen, und zwar in der gesamten Tierreihe, die stärksten Veränderungen: Atrophie, Verschlackung, Pigmentierung. Solange sich Zellen teilen können, bleiben sie jugendlich. Denn Teilung ist verbunden mit der physiologischen Entäußerung der Schlacken. Der Drehpunkt des Problems liegt offenbar darin, wie die einer Teilung nicht mehr fähigen, längstlebigen Zellen z.B. die Ganglienzellen, eine Erneuerung erfahren. Auch in diesem Bereiche des Zellenlebens steht eine Reihe von, wenigstens eine zeitlang hindurch, wirkungsvollen Mechanismen zur Verfügung. Die Alterung kann harmonisch verlaufen; sie kann vor der Zeit einsetzen (Progerie), sie kann uneinheitlich in Szene gehen. Hieraus resultieren Alterskrankheiten. Der Alterstod des Menschen ist unmöglich allein die Folge des Ausfalles von Stoffen, die „ewige Jugend" verleihen. Das „Gehirntier" Mensch überlebt den Verfall der Fortpflanzungsperiode am längsten. Für ihn dürfte der physiologische Alterstod am ehesten ein Gehirtod sein. Nun ist Leben und Sterben an die Abhängigkeit der einzelnen Teile voneinander gebunden. Der Tod des *einen* Teiles (Gehirn) führt auch die anderen Teile, in die allgemeine Katastrophe. „Gesund sein ist Alles; der Tod durch Alter ist der schönste Tod; er ist der einzig natürliche" [26].

In diesem Zusammenhang darf ich auf einen Baseler Vortrag (1948) hinweisen: „Warum sterben so wenig Menschen eines natürlichen Todes?" [80]. Er besitzt *auch* praktische Bedeutung. Außer einer Erörterung des interferierenden Geschehens zwischen genisch bedingter Konstitution, erblicher Langlebigkeit, bakterieller Infektion (Tuberkulose, Rheumatismus), der Korrelation zwischen langem Leben und Krebsentstehung wird besonders auf die pathogenetisch elementare Bedeutung der instinktlosen Lebensführung, der falsch verstandenen Freiheit des heutigen Menschen hingewiesen, die es jenem gestattet, durch Mißbrauch von Genußgiften wann und wo immer nicht nur die eigene Existenz zu gefährden, sondern bei der Verflechtung der Schicksale der Individuen eines sozialstaatlichen Gemeinwesens Leben und Gesundheit der Mitmenschen zu schädigen. „Wenn Gesundheit Glück ist, so sind die meisten Menschen ihres Glückes Schmied"!

Während der Arbeiten im Rahmen der Konstitutionslehre zum Ausbau einer individualpathologischen Betrachtungsweise tendieren, hat die Umweltpathologie die Erfassung der „überindividuellen Krankheit" durch maßgebliche Förderung der „geographischen Pathologie" [48] begünstigt. Es ist RÖSSLE in bemerkenswert glücklichem Umfang gelungen, die pathologische Anatomie des Einzelfalles mit einer Bearbeitung der überindividuellen, großen Zusammenhänge zu verknüpfen. Es scheint fast, als ob diese methodische Gegensätzlichkeit ein besonderes Stimulans für jede einzelne der Arbeitsrichtungen gewesen ist.

Aus der Fülle der Arbeiten über *Fragen der speziellen pathologischen Anatomie* ragen die Untersuchungen über die *Pathologie der Leber* deutlich heraus. Die Produktivität auf diesem Gebiete ist eine erstaunliche gewesen. So hat RÖSSLE allein auf *einer* Tagung der Deutschen Pathologischen Gesellschaft (Dresden 1907) *fünf* Vorträge über die Leber (Lokalisation des Fettes in der Leber; portogene Fettembolie; epitheliale Riesenzellen bei Lebertuberkulose; isolierter cirrhotischer Herd; Leber bei Diabetes) gehalten [4, 5, 6, 7, 8]. Von der Phagocytose der Leberepithelien war schon die Rede [9]. Die unterschiedlichen Formen der Eisenablagerung gehören hierher [3]. Auf kollagene Metaplasie der (präkollagenen) argyrophilen Gitterfasern bei chronischem Leberödem wurde schon 1908 hingewiesen [11]. Die stärksten Formen der Ödemsklerose der Leber fand RÖSSLE bei Morbus Basedow [51]. Über „*Hepatose und Hepatitis*" berichtet Rössle in einer ärztlichen Wochenschrift [41]. Den Höhepunkt seiner Arbeiten zur Leberpathologie stellt sein Handbuchartikel (in Henke-Lubarsch V/1) über „Entzündungen der Leber" dar [43]. Hier werden Ätiologie, Pathogenese, Morphologie und Konsequenzen besonders der Cirrhosen in vorzüglicher Weise behandelt. Die Rösslesche Einteilung der Lebercirrhose ist noch heute, obwohl die Hepatitispandemie während und nach dem 2. Kriege die pathogenetischen Kenntnisse sehr bereichert hat, grundlegend geblieben. Wir verdanken Rössle den Begriff des „Hepaton", der funktionellen aus Leberepithel, Galleröhrchen, Blutkapillaren und v. Kupffer-Zellen zusammengesetzten Einheit.

Aus der großen Zahl der Publikationen speziellen pathologisch-anatomischen Inhaltes nenne ich einige, die für die *ärztliche Allgemeinheit* Interesse beanspruchen: Rössle hat den m. W. ersten Fall einer spontan, also nicht therapeutisch, chronifizierten tuberkulösen Leptomeningitis (1914) beschrieben [21]. Dieser Fall hat heute, da wir es gelegentlich mit tuberkulösen, chemotherapeutisch oder tuberkulostatisch prolongierten, aber nicht geretteten Hirnhautentzündungen zu tun haben, praktische Bedeutung erlangt. Er zeigt uns, daß auch eine moderne Therapie, war ihr ein endgültiger Erfolg versagt geblieben, nichts erzeugt, was nicht auch ohne diese spontan entstehen kann. Rössle stellte eine der ersten systematischen Einteilungen der Pachymeningitiden auf [12]. Er beobachtete das gemeinsame Vorkommen von Addison- und Basedowscher Krankheit bei einer 40jährigen Frau [19]. Wir verdanken ihm die Kenntnis der heute offenbar extrem selten gewordenen tertiären Lungensyphilis [27]. In einer pharmakodynamischen Studie am überlebenden Wurmfortsatz wurde gezeigt, daß wahrscheinlich, von Aschoff nicht unwidersprochen, die mangelhafte Selbstreinigung wesentliche Voraussetzung für die Entstehung einer Appendicitis ist [37]. In einer größeren Untersuchung mit J. Wallart wurden die Fälle von kongenitalem Mangel der Ovarien in ihrer Bedeutung für die Theorie der Geschlechtsbestimmung diskutiert [40]. Rössle kann durch mühevolle Serienschnittuntersuchungen nachweisen, daß es echte Fälle frühkindlicher Tetanie gibt, entstanden auf dem Boden eines *absoluten Mangels an Epithelkörperchen* [63]. Die Mitteilung über eine durch den Keilbeinkörper nasenwärts getretene *Encephalocele sphenonasopalatina* behandelt ein rhinologisches [72], über ein *Oberflächencarcinom der Magenschleimhaut* ein chirurgisch wichtiges Thema [74].

Eine Reihe von Untersuchungen gelten den *Folgen der Traumatisierung* [17]. Eine sehr gut gegliederte Abhandlung berichtet über Bedeutung und Ergebnisse der Kriegspathologie [1919; 28]. Im 2. Kriege wurden experimentelle und pathologisch-anatomische Untersuchungen über Entstehung, Folgen und Diagnose der arteriellen *Luftembolie* [73, 77, 81] aufgenommen. Die *Störungen der inneren Sekretion* haben nicht nur in ihren Konsequenzen, sondern hinsichtlich ihrer Entstehungsbedingungen — als pathologische Anatomie der Inkretdrüsen — Beachtung gefunden [14, 22, 58, 62].

Das Geschwulstproblem ist mehrfach angegangen worden. Wir verdanken Rössle und seinen Schülern (besonders F. C. Roulet)[1] die Kenntnis des *Retothelsarkomes* [64], bestimmter seither weniger beachteter Ausbreitungswege

---

[1] Vgl. Roulet, F. C.: Virchows Archiv 277: 15 (1930) und 286: 702 (1932).

bösartiger Geschwülste, u. a. auf der inneren Oberfläche schleimhäutiger Organe [85], sowie einen *„Versuch einer natürlichen Ordnung der Geschwülste"* [86]. So wie RÖSSLE zeigen konnte, daß dem morphologischen Bilde der Entzündung nichts wesenhaft Neues, nichts Unerhörtes eignet, die Entzündung vielmehr grundsätzlich ein physiologisches Paradigma besitzt, so weist er nach, daß die gestaltlichen Kennzeichen des bösartigen Wachstums, *Okkupation und Destruktion*, ihr natürlich-normales Vorbild in den Vorgängen bei der Plazentation besitzen. So wie die Entzündung im kühnen Griff in die allgemeine Biologie unserem Verständnis erschlossen, so wie Wachstum und Differenzierung, gleich Reifung und Alterung vergleichend-biologisch gesehen worden waren, so bedeutet die Interpretation des Grundvorganges des bösartigen Geschwulstwachstumes durch das Paradigma der Erschließung des mütterlichen Bodens durch embryonales Gewebe ein mutiges „Wagnis". Es sollte gezeigt werden, daß auch hier nichts Unerhörtes, noch nie Dagewesenes, sondern die nach Intensität und Quantität pathologische Übertreibung eines aus der Entwicklungsgeschichte bekannten, dort aber regelrechten Geschehens vorliegt. Die in Parallele zu den verschiedenen Bautypen der Plazenten erschlossenen *„Stufen der Malignität"* [82] stellen, wenn der Ausdruck erlaubt ist, einen „echten RÖSSLE" dar. Sie bedeuten mehr als ein didaktisch brauchbares Gleichnis, aber doch auch weniger als eine absolut und wörtlich zu nehmende Transponierung des einen Prozesses (Geschwulstwachstum) in und auf einen anderen (Embryonalentwicklung). So verstanden ist das Vorgehen logisch unangreifbar. Es bewahrheitet sich hiermit erneut der ausdrücklich von RÖSSLE zitierte Ausspruch J. W. GOETHES, daß nämlich „auch das Unnatürlichste Natur ist; wer sie nicht allenthalben sehe, sähe sie nirgendwo recht"! Für die Arbeiten RÖSSLEs ist es charakteristisch, daß sie immer wieder ein starkes mathematisches Bedürfnis offenbaren. RÖSSLE hat sich wiederholt mit *Maß und Zahl* beschäftigt [47], sowie eigene jahrelange Untersuchungen über *physikalische Organqualitäten* (Knochenhärte, Schlagfestigkeit des Femur) angestellt [36, 42]. Auch die Studien seines Schülers A. J. LINZBACH über das „kritische Herzgewicht" und die GOMPERTZsche Gleichung basieren bei aller Eigenständigkeit auf den ursprünglichen Beobachtungen des Meisters.

Endlich darf ich stichwortartig noch auf folgende wesentliche Arbeiten hinweisen: Da ist einmal eine Reihe von Schriften zu nennen, deren Gegenstand *Beziehungen zur Therapie* hat. Schon als Privatdozent [1907] sprach RÖSSLE im Münchener Ärztlichen Verein über mutmaßliche Schädigungen durch *Kochsalzinfusionen* [10]. Als Kuriosum (mit damals freilich nicht geahnten Konsequenzen) erwähne ich einen Aufsatz aus der Jenaer Zeit *„Zur Siliziumbehandlung der Tuberkulose"* [23], als kritische Beiträge die späteren Publikationen über *Talkumgranulome* infolge ärztlicher Maßnahmen [87, 88], über *Thorotrast-, Urethanschäden* [83] und die Untersuchung über das Gewebsbild der *Hauttuberkulose nach Vitamin-D_2-Behandlung* [84]. Als Arbeiten pathologisch-anatomischen Inhaltes aber von besonderer *ärztlicher* Bedeutung müssen RÖSSLEs Studien über das *Magenulcus als „zweite Krankheit"* [18], „über das Zusammentreffen und die gegenseitige Beeinflussung von Krankheiten" [46], über „die pathologisch-anatomischen Grundlagen der *Epituberkulose*" [57] und über „die *Narbenkrebse der Lunge*" [69] gelten.

Wie weit gespannt der Bogen des wissenschaftlichen Werkes des Jubilares ist, mag der Leser daraus entnehmen, daß RÖSSLE in der ersten, überhaupt veranstalteten O. v. BOLLINGER-Vorlesung in München über „Die Bedeutung der Anamnese für den Pathologen" [44] gesprochen und eine „Pathologie des Alltags" entwickelt hatte: „...uns fehlt ganz die Kenntnis von der übrigen Pathologie des Alltags, von den gegen die Gesundheit gerichteten Versagern des natürlichen Erhaltungsinstinktes, den außergewöhnlichsten Auswirkungen der Domestikation des Menschen, kleinen Unsitten der täglichen Gewohnheiten, Unnatürlichkeiten im Essen, in der Kleidung, im Rhythmus von Arbeit und Erholung, in bezug auf den Schlaf". So kann RÖSSLE mit BACO DE VERULAM sagen: „Die Wissenschaft muß nützlich sein", denn der pathologische Befund ist „nicht immer das letzte Glied in der Reihe der ärztlichen Untersuchungen, sondern soll auch oft das erste sein". *Das Wesen der Arbeit am Sektionstisch ist im Prospektiven zu erblicken!* Es sollte sich aus ihr das Bedürfnis nach künftiger klinischer Feststellung ergeben.

Auch eine *Klage* RÖSSLES sollte nicht ungehört verhallen: „Die Unmittelbarkeit der ärztlichen Beobachtung hat stark gelitten und die Befähigung zum ärztlichen Handeln leidet unter den Eselsbrücken, welche apparative Technik und die chemische Industrie heute dem werdenden, wie dem gewordenen Arzte zur Verfügung stellen" ..., ... „wie" auch „die ätiologische Forschung durch das Herausreißen des Kranken aus seinem Milieu gehemmt ist, und wie wenig die Assistenzärzte der Kliniken befähigt und gehalten sind, Ursachenforschung aus Anamnese und Anschauung zu fördern". Die Vernachlässigung der Anamnese zugunsten einer angeblich objektiveren apparativ-biochemischen Befundermittlung ist in der Tat eine drückende Hypothek für jeden historisch denkenden Arzt und pathologischen Anatomen. Aus diesem Zusammenhang ist es verständlich, daß sich RÖSSLE auch zur *Ausbildung* der Pathologen [53] und zum *Sektionswesen* [59] geäußert hat.

Eine sozusagen spezifisch-pathologisch-anatomische Abhandlung von höchstem Range stellt RÖSSLES Beitrag über die „Technik der Obduktion mit Einschluß der Maßmethoden an Leichenorganen" für ABDERHALDENS Handbuch der biologischen Arbeitsmethoden dar [38]. Ich verlange von jedem meiner zur Habilitation heranstehenden Mitarbeiter, daß er diese Abhandlung sorgfältig studiert, ihren Inhalt in sich aufgenommen hat, und ich lasse mir die Lektüre dieses für unser Fach buchstäblich essentiellen Beitrages durch Unterschrift quittieren! Es handelt sich um die beste überhaupt existierende Abhandlung auf dem Gebiete der Sektionstechnik. Die Unmittelbarkeit, schlichte Schönheit und Prägnanz der Sprache, die umfassende Sachkenntnis, die außergewöhnliche persönliche Erfahrung, die aus jeder Zeile sprechen, vermitteln weit mehr als bloße Sektionstechnik. Das Studium gerade dieser Abhandlung war und ist mir immer wieder ein Erlebnis.

Wenden wir einen Blick zurück, so erscheint uns RÖSSLES Werk mit Recht als titanische Leistung. RÖSSLE hat selbst oft in historischen Fragen die Feder ergriffen [39, 78, 91] und über die Beziehungen unseres Faches zu ganz anderen wissenschaftlichen Bereichen geschrieben [68]. Zwei Tafelwerke [76, 89] habe ich ausführlich und an anderer Stelle gewürdigt. So wie RÖSSLE selbst einst von dem („titanischen") Schatten des Gewaltigen im Hinblick auf R. VIRCHOW gesprochen hatte, in dem er und seine Coaetanen zu leben gezwungen gewesen seien, so können *wir* sprechen von der erdrückenden Verpflichtung, *sein* Erbe zu „erwerben", zu wahren und zu mehren.

Das Leben Rössles war ein harmonisches gewesen. Es war ihm vergönnt, viele bedeutende wissenschaftliche Schüler heranzubilden. Die Anzahl der Rössle zuteil gewordenen akademischen und sonstigen Ehrungen war beträchtlich. Rössle war Ehrendoktor dreier Fakultäten, Ehrenpräsident der Berliner medizinischen Gesellschaft, Ehrenmitglied des Ärztlichen Vereins München, der Wiener medizinischen Gesellschaft, des Finnischen Vereins für Innere Medizin Helsinki, der anatomisch-medizinischen Gesellschaft in Bukarest, der Deutschen Gesellschaft für Innere Medizin und der Deutschen Gesellschaft für Allergieforschung. Rössle war ordentliches Mitglied der Deutschen Akademie der Wissenschaften zu Berlin, der Leopoldina in Halle, der Union Cultural Sevilla sowie korrespondierendes Mitglied der Société anatomique Paris. Er war von 1929 bis 1930 Vorsitzender der Deutschen Pathologischen Gesellschaft und präsidierte der Jubiläumstagung, der 25. unserer Gesellschaft, in Berlin. Rössle gab damals eine Sammlung der Vorlesungen Rudolf Virchows über Allgemeine pathologische Anatomie aus dem Wintersemester 1855/56 in Würzburg nach den Aufzeichnungen des cand. med. Emil Kugler (aus dem Nachlaß Richard Paltaufs) als Jubiläumsschrift heraus.

Das Leben Rössles ist Mühe und Arbeit gewesen. Trotz des harmonischen Verlaufs hat es an Schatten nicht gefehlt. Das große Berliner Institut wurde mit Sammlung im letzten Kriege stark beschädigt. Rössle verlor sein Heim in Charlottenburg. Nach überaus glücklicher, mehr als vierzigjähriger Ehe verstarb seine treue Lebensgefährtin Ingegerd Rössle, geb. Kjelland. Eine schwere und langdauernde Krankheit brachte ihn, den Vereinsamten, an die Grenzen des Lebens. Allein, wie sein überragender Geist seinem grazilen Körper wohl immer den Dienst abverlangt haben mag, so fand er zu Gesundheit und neuer Arbeit zurück. Bis in das 77. Lebensjahr, weit über die Emeritierung, war Rössle aktiv als pathologischer Anatom im Wenckebach-Krankenhaus, sodann, beschäftigt mit experimentellen Arbeiten, im Institut für Gewebeforschung von Frau Prof. Else Knake in Berlin-Dahlem, und bis in die letzten Lebenstage als Konsiliarius tätig.

Rössle hatte als akademischer Lehrer beispielhafte Erfolge. Seine Kunst, auch komplizierte Sachverhalte mit wenigen Worten treffend zu erklären, die Klarheit seiner Formulierungen, die weitausgreifende allgemeine Bildung, die temperamentvolle Art seines Vortrages haben ihm auch in den schwierigsten Berliner Jahren einen vollen Hörsaal garantiert. Er hat viele Generationen von Ärzten ausgebildet. Alle, die ihn gehört haben, und viele, die sich bei ihm examinieren mußten, werden immer, gern und dankbar an ihn zurückdenken.

III

Was haben RÖSSLES Arbeiten mit „Theoretischer Pathologie" zu tun? Was ist Theoretische Pathologie? Ich beziehe mich auf L. ASCHOFFS „Vorträge" (auf der japanischen Reise)[1]. ASCHOFF hat dort[2] die Prinzipien einer möglichen und denkbaren Gliederung unseres Gesamtfaches auseinandergesetzt. Auch wenn mehr als 50 Jahre vergangen sind, so ist doch das Wesentliche geblieben. Er hat neben der *traditionellen pathologischen Anatomie* Aufgabe und Standort einer *Experimentellen Pathologie* erörtert und der schon damals in den Vereinigten Staaten gepflegten *Chirurgischen Pathologie* — also der bioptischen Diagnostik mit morphologischer Methodik — gedacht. ASCHOFF hat, wenn auch nicht expressis verbis, zum Ausdruck gebracht, daß „Allgemeine Pathologie" einer, wie dies VIRCHOW genannt hätte, „wahren Theorie der Medizin" nahe käme.

Die Erschütterungen der vergangenen Jahrzehnte, nicht nur die politischen, haben auch unser Fach getroffen. Manche Akzente haben sich verschoben. Das Wort „pathologische Anatomie" wird nicht mehr als selbstverständliche „Repräsentanz", geschweige als Synonym für unser Fach angesehen; eine unserer besten Zeitschriften hat ihren Titel geändert[3]. *Jede Zeit hat ihre eigene Befangenheit.* Aber die explosionsartige Vermehrung des uns Pathologen anvertrauten Untersuchungsgutes, ich spreche nicht erst von der diagnostischen Cytologie, belastet unser Tagewerk, nicht nur in einer glücklichen Weise.

Der „anatomische Gedanke", nach R. VIRCHOW besonders seit MORGAGNI erkennbar, ja für viele Bereiche der wissenschaftlichen Medizin unverzichtbar, ist nach P. ERNST das „Specificum" der abendländischen Heilkunde. Die adorative Zuwendung der Menschen des deutschen Kulturraumes nach Ost oder West erschwert die Standortbestimmung unseres Faches, so wie dieses an unseren Hochschulen etabliert ist, erheblich. Wenn wir uns weiterhin vom Sektionssaal entfernen, wenn wir fortwährend und überwiegend „bioptische Diagnostik" treiben, kommen wir *nolens* in die thematische Nähe der Laboratoriumsmedizin.

Selbstverständlich kann ohne eine differenzierte Laboratoriumsmedizin keine neuzeitliche Diagnostik im klinischen Bereich getrieben werden. Aber unser Fach ist seiner Entwicklungsgeschichte und Aufgabe nach etwas ganz anderes. Allgemeine Pathologie kann nur treiben, wer pathologischer Anatom oder Kliniker ist. Allgemeine Pathologie ist für uns die Abstraktion der Summe aller Erfahrungen einer speziellen pathologischen Anatomie. Allgemeine Pathologie greift aber doch auch weiter aus — jedenfalls immer wieder einmal: Sie assimiliert die Probleme und Ergebnisse sogenannter Molekularpathologie (SCHADE, GRAEFF, RATZENHOFER), also der Ultrastrukturforschung und der Pathochemie.

Zweifellos wird unser Fach durch starke dissoziative Kräfte belastet, ähnlich den Vorgängen in der Inneren Medizin, welche die grundsätzliche thematische Orientierung der aktuellen Krankheitsforschung — bis zum Zerreißen — erschweren.

Deshalb habe ich mich entschlossen, angeregt durch H. und R. HAMPERL, RÖSSLES geistiges Bild noch einmal erstehen zu lassen. Man kann nicht ständig

---

[1] Aschoff, L.: Vorträge über Pathologie. Jena: G. Fischer 1925.
[2] Loco citato, S. 11 ff.
[3] Zieglers Beitr. path. Anat.; heute „Beitr. Path.".

nach der „eigenen" Segelmarke steuern ohne Korrektiv. Man bedarf eines höheren „Richtwertes", einer „Kennung" besonderer Ordnung. Und diese findet man verhältnismäßig am schnellsten bei der Beschäftigung mit der *Theoretischen Pathologie*. Eine solche trägt folgende Merkmale:

1. Bindung der Erkenntnismöglichkeiten unseres Faches

   a) an die naturwissenschaftlichen Grundlagen, — wie immer;
   b) an mathematische Logik, plausibles Schließen und hermeneutisches Instrumentarium.

2. Quantitatives Arbeiten in *allen* Bereichen unseres Faches.

3. Anthropologie des Krankhaften.

4. Herausarbeitung überindividueller Reaktionsweisen bei typischer Störung von Grundfunktionen organismischer Strukturen.

Inwieweit hat Rössle eine Theoretische Pathologie gefördert?

Unlösbar verbunden mit der Arbeit am Sektionstisch [38], ein Leben lang der ärztlichen Tradition und Aufgabe verpflichtet [44],
hat er *begrifflich* klärend gewirkt, — klärend bezüglich einiger Zusammenhänge, förderlich bezüglich heuristisch bewährter Impulse:

a) Entzündung ist parenterale Verdauung!

b) Wachstum und Entwicklung, Reifung und Alterung sind echte Alternativen zu Krankheit („Störanfälligkeit") und Tod („Zahlungsmittel" für „Reifung").

c) Organismische Funktionszusammenhänge werden durch territoriale „Wirkungsgemeinschaften" biotechnisch realisiert, z.B. durch das „Hepaton".

d) „Reaktionskrankheiten" können nur durch Interferenz von „Raumgestalt" und „Zeitgestalt" begriffen und diagnostiziert werden.

e) Immunologische Gesetzlichkeiten bestimmen den Ablauf zyklischer (Infektions-)Krankheiten, z.B. des Typhus abdominalis und seiner hämorrhagischen Abortivformen (Shwartzman-Phänomen).

f) Die „pathologische Anatomie der Familie" stellt den Beitrag unseres Faches zu der höchst aktuellen Problematik „Kind, Familie, Gesellschaft" (B. Hassenstein, H. Schaefer) dar. „Familie" bedeutet „Hausstand" und die Peristase ist der vielfach stärkere pathoplastische Faktor als der Verwandtschaftsgrad.

g) „Spezifitäten" kennt der Pathologe nur nach der „Ursache" (z.B. einer Infektionskrankheit) nicht nach der „Form" (z.B. eines Granulomes). Der Begriff „spezifische Entzündung" ist dennoch älter als die Kenntnis von den Krankheitsursachen!

h) Die „Stufen der Malignität" sind der schönste Beweis für Rössles methodologische Bindung an die Gesetze sogenannter mathematischer Logik.

RÖSSLE würde unzweifelhaft überrascht und beglückt gewesen sein, hätte er sehen und erleben dürfen, *wie* erfolgreich seit 1956 auf vielen Gebieten weitergearbeitet wurde: Die elektronenmikroskopische Pathohistologie würde u. a. die Vernarbung nach chronisch gewordener seröser Entzündung, die Kollagenfaserbildung und -reifung (DOLJANSKI und ROULET), die Cytogenetik die Prämissen der von ihm laut H. NACHTSHEIM entscheidend geförderten Erbpathologie geklärt, die Cytochemie und Autoradiographie die par-enterale „Verdauung" gleichsam mit Händen greifbar und die immunfluoreszenzmikroskopischen Arbeiten würden die Biotechnik humoraler und histaler Auseinandersetzungen einer differenzierenden Betrachtung zugänglich gemacht haben.

RÖSSLE *hat uns ein Beispiel gegeben*, dem nachzueifern sich immer lohnen wird. Die Thematik, die er pflegte, ist noch lange nicht erschöpft. Wer sich um den geistigen Nachlaß dieses Mannes bemüht, wird auf ein Wort treffen, das wie kein zweites unser Tagwerk kennzeichnet: Der *richtige* Pathologe nämlich sei *neugierig bewegt, wenn auch einseitig vertieft!*

Dies ist es, was unser Leben bestimmt: die eigenartig-unlösbare Bindung im Sinne einseitiger Vertiefung — an den Sektionstisch, an das Mikroskop und an das morphologische Experiment —, *und* die neugierige Bewegung, in vielerlei Hinsicht, *auch* in geisteswissenschaftlichen Bereichen. Und so dürfen wir mit dem von RÖSSLE mehrfach bemühten GOETHE-Wort (an ZELTER) schließen:

> Natur und Kunst sind zu groß,
> um auf Zwecke auszugehen
> und haben's auch nicht nötig.
> Denn Beziehungen gibt's überall
> und Bezüge sind das Leben!

Schlüsselarbeiten aus dem literarischen Nachlaß R. Rössles

[1] Der Pigmentierungsvorgang im Melanosarkom. Z. Krebsforschung 2:291 (1904).

[2] Über die chemische Individualität der Embryonalzellen. Münch. med. Wschr. 52:1276 (1905).

[3] Über die verschiedenen Formen der Eisenablagerung in der Leber. Verh. dtsch. path. Ges. 10:157 (1907).

[4] Über die Lokalisation des Fettes in der Leber. Verh. dtsch. path. Ges. 11:17 (1907).

[5] Portogene Fettembolie der Leber. Verh. dtsch. path. Ges. 11:20 (1907).

[6] Epitheliale Riesenzellen der Leber bei Tuberkulose. Verh. dtsch. path. Ges. 11:209 (1907).

[7] Über einen isolierten zirrhotischen Herd der Leber. Verh. dtsch. path. Ges. 11:332 (1907).

[8] Über die Leber beim Diabetes. Verh. dtsch. path. Ges. 11:334 (1907).

[9] Über Phagozytose von Blutkörperchen durch Parenchymzellen und ihre Beziehung zum hämorrhagischen Ödem und zur Hämochromatose. Beitr. path. Anat. 41:181 (1907).

[10] Gibt es Schädigungen durch Kochsalzinfusionen? Berl. klin. Wschr. 44:1165 (1907).

[11] Über die Metaplasie von Gitterfasern bei wahrer Hypertrophie der Leber. Verh. dtsch. path. Ges. 12:249 (1908).

[12] Zur Systematik der Pachymeningitiden. Zbl. Path. 20 : 1043 (1909).

[13] Zur Immunität einzelliger Organismen. Verh. dtsch. path. Ges. 13:158 (1909).

[14] Beiträge zur Pathologie der Nebennieren. Münch. med. Wschr. 57:1380 (1910).

[15] Fortschritte der Cytotoxinforschung in Lubarsch-Ostertag. Erg. path. Anat. 13:Heft 2 (1910).

[16] Otto von Bollinger. Verh. dtsch. path. Ges. 14:368 (1910).

[17] Pathologisch-anatomische Beiträge zur Lehre vom Trauma. Ärztl. Verein München 12.7.1911. Münch. med. Wschr. 58:2530 (1911).

[18] Das runde Geschwür des Magens und des Zwölffingerdarmes als zweite Krankheit. Mitt. a. d. Grenzgeb. Med. u. Chir. 25, H. 4 (1912).

[19] Über gleichzeitige Addisonsche und Basedowsche Erkrankung. Verh. dtsch. path. Ges. 17:220 (1914).

[20] Über die Merkmale der Entzündung im allergischen Organismus. Verh. dtsch. path. Ges. 17:281 (1914).

[21] Über eine chronische tuberkulöse Meningitis. Verh. dtsch. path. Ges. 17:557 (1914).

[22] Das Verhalten menschlicher Hypophysen nach Kastration. Virchows Arch. 216:248 (1914).

[23] Zur Siliziumbehandlung der Tuberkulose. Münch. med. Wschr. 1914, S. 1321.

[24] Zur Jenaer Typhusepidemie. Münch. med. Wschr. 63:1321 (1916).

[25] Die pathologische Anatomie der Infektionskrankheiten, besonders einiger wichtiger Kriegsseuchen. Jahreskurse f. ärztl. Fortbildung 8:15 (1917).

[26] Über das Altern. Naturwissenschaftl. Wschr. N. F. 16:241 (1917).

[27] Über die Lungensyphilis der Erwachsenen. Münch. med. Wschr. 65:992 (1918).

[28] Bedeutung und Ergebnisse der Kriegspathologie. Jahreskurse für ärztl. Fortbildung, Januar 1919.

[29] Begrüßungsansprache 18. Tagg. dtsch. path. Ges. S. 3 (1921).

[30] Allgemeine Pathologie der Zelle und der Gewebe. In L. Aschoff Lehrb. d. path. Anatomie. 5. Aufl. Jena: G. Fischer 1921, Bd. I, S. 308 ff.

[31] Wachstum und Altern. München: J. F. Bergmann 1923.

[32] Die konstitutionelle Seite des Entzündungsproblems. Schweiz. med. Wschr. 53:1053 (1923).

[33] Referat über Entzündung. Verh. dtsch. path. Ges. 19:18 (1923).

[34] Das Wachstum der Schulkinder. Veröff. a. d. Kriegs- u. Konstitut. Path. Bd. 4, H. 1, Jena: G. Fischer 1924.

[35] Wachstum der Zellen und Organe, Hypertrophie und Atrophie. Handb. d. norm. u. path. Physiol. von Bethe-Bergmann-Embden-Ellinger. Bd. XIV, 1. Berlin: Springer 1926.

[36] Untersuchungen über Knochenhärte. Beitr. path. Anat. 77, H. 2/3, S. 174 (1927).

[37] Die Beweglichkeit des Wurmfortsatzes. Beitr. path. Anat. 77:121 (1927).

[38] Technik der Obduktion mit Einschluß der Maßmethoden an Leichenorganen. Handb. d. biol. Arbeitsmethoden, Abt. VIII, Tl. 1/II, S. 1093 ff. Berlin u. Wien: Urban u. Schwarzenberg 1927.

[39] Die pathologische Anatomie des Johannes Müller. Arch. f. Gesch. d. Med. 22:24 (1929).

[40] mit J. Wallart: Der angeborene Mangel der Eierstöcke und seine grundsätzliche Bedeutung für die Theorie der Geschlechtsbestimmung. Beitr. path. Anat. 84:401 (1929).

[41] Hepatose und Hepatitis. Schweiz. med. Wschr. 1929, 4.

[42] Versuche über die Schlagfestigkeit des menschlichen Oberschenkelknochens. Beitr. path. Anat. 83:261 (1930).

[43] Entzündungen der Leber. Handb. d. spez. path. Anatomie von F. Henke und O. Lubarsch, Bd. V, Tl. 1, S. 243ff. Berlin: Springer 1930.

[44] Die Bedeutung der Anamnese für den Pathologen. Münch. med. Wschr. 78:1 (1931).

[45] Die geweblichen Äußerungen der Allergie. Wien. klin. Wschr. 45:609 u. 648 (1932).

[46] Über das Zusammentreffen und die gegenseitige Beeinflussung von Krankheiten. Dtsch. med. Wschr. 58:163 (1932).

[47] mit F. Roulet: Maß und Zahl in der Pathologie. Berlin u. Wien: Springer 1932.

[48] Über geographische Pathologie. Jahreskurse f. ärztl. Fortbildung 23:54 (1932).

[49] Allergie und Pathologie. Klin. Wschr. 12:574 (1933).

[50] Zum Formenkreis der rheumatischen Gewebsveränderungen, mit besonderer Berücksichtigung der rheumatischen Gefäßentzündungen. Virch. Arch. 288:780 (1933).

[51] Über die Veränderungen der Leber bei der Basedowschen Krankheit und ihre Bedeutung für die Entstehung anderer Organsklerosen. Virch. Arch. 291:1 (1933).

[52] Über wenig beachtete Formen der Entzündung von Parenchymen und ihre Beziehung zu Organsklerosen. Verh. dtsch. path. Ges. 27. Tgg. S. 152 (1934).

[53] Die Ausbildung der Pathologen. Verh. dtsch. path. Ges. 28:203 (1935).

[54] Über Grenzformen der Entzündung und über die serösen Organentzündungen im Besonderen. Klin. Wschr. 14:769 (1935).

[55] Innere Krankheitsbedingungen. In L. Aschoff: Lehrb. path. Anat. 8. Aufl. Jena: G. Fischer Bd. I, S. 1ff. (1936).

[56] Schutzkörperbildung und Immunität. In L. Aschoff: Lehrb. path. Anat. 8. Aufl. Jena: G. Fischer, Bd. I, S. 440ff. (1936).

[57] Die pathologisch-anatomischen Grundlagen der Epituberkulose. Virch. Arch. 296:1 (1936).

[58] Die Hoden von Sittlichkeitsverbrechern. Virch. Arch. 296:69 (1936).

[59] Zur Frage der Verwaltungssektionen. Virch. Arch. 296:534 (1936).

[60] Zur Kritik der allergischen Entzündung. Bemerkungen zur vorstehenden Arbeit von U. Graff. Virch. Arch. 299:358 (1937).

[61] Die innere (oder anatomische) Ähnlichkeit blutsverwandter Personen. Verh. dtsch. path. Ges. 29:112 (1937).

[62] mit H. Zahler: Experimentelle Untersuchungen über Hoden- und Prostataveränderungen durch Zufuhr von Hodenwirkstoffen. Virch. Arch. 302:251 (1938).

[63] Über den angeborenen Mangel an Epithelkörperchen. Schweiz. med. Wschr. 68:848 (1938).

[64] Das Retothelsarkom der Lymphdrüsen. Seine Formen und Verwandtschaften. Beitr. path. Anat. 103:385 (1939).

[65] Die pathologische Anatomie der Familie. Berlin: J. Springer (1940).

[66] Pathologische Anatomie und menschliche Erbforschung. Virch. Arch. 308:485 (1942).

[67] Weitere Beobachtungen über Sektionsbefunde bei Blutsverwandten (Beiträge z. Erbbiologie von Varietäten, Mißbildungen u. Krankheiten). Virch. Arch. 308:495 (1942).

[68] Über Mythos und Pathologie. Virch. Arch. 308:519 (1942).

[69] Die Narbenkrebse der Lunge. Schweiz. med. Wschr. 1943:1200.

[70] Über die serösen Entzündungen der Organe. Virch. Arch. 311:252 (1943).

[71] Seröse Entzündung. Verh. dtsch. path. Ges. Kriegstagg. Breslau 1944, S. 1.

[72] Encephalocele sphenoasopalatina. Schweiz. med. Wschr. 74:418 (1944).

[73] Über die Luftembolie der Kapillaren des großen und des kleinen Kreislaufes. Virch. Arch. 313:1 (1944).

[74] Über einen frühen Oberflächenkrebs der Magenschleimhaut. Zbl. Path. 82:165 (1944/45).

[75] Über hämorrhagische Reaktion beim Typhus nach Schutzimpfung. Dtsch. med. Wschr. 71:48 (1946).

[76] Atlas der Wachstumshemmungen des menschlichen Körpers. Berlin: Transmare 1947 (vgl. Ber. Path. 7:23, 1950/51).

[77] Ursachen und Folgen der arteriellen Luftembolien des großen Kreislaufes. Virch. Arch. 314:511 (1947).

[78] Das Virchowsche Archiv 100 Jahre alt. Virch. Arch. 315:1 (1948).

[79] Zur Theorie des Typhus abdominalis. Ber. d. dtsch. Akad. d. Wissenschaften, Berlin. Math. naturw. Klasse 1948, Abh. 1.

[80] Warum sterben so wenig Menschen eines natürlichen Todes? Experientia IV/8:295 (1948).

[81] Über die ersten Veränderungen des menschlichen Gehirns nach arterieller Luftembolie. Virch. Arch. 315:461 (1948).

[82] Stufen der Malignität. Ber. Deutsche Akademie d. Wissenschaften zu Berlin. Math. nat. Klasse 1949, Nr. V.

[83] Talkum; Makroglossie durch Paraamyloidose; Thorotrast; Urethan-Enterocolitis. Zbl. Path. 85:225 (1949).

[84] Mikroskopische Untersuchungen zur Frage der Heilung der Hauttuberkulose durch Vitamin D_2. Dermatol. Wschr. 120:665 (1949).

[85] Über die Metastasierung bösartiger Geschwülste auf dem Schleimhautwege und ihre Bedeutung für das Problem der Malignität. Virch. Arch. 316:501 (1949).

[86] Versuch einer natürlichen Ordnung der Geschwülste. Dtsch. med. Wschr. 75:7 (1950).

[87] Über die chronische Entzündung von Gewebe durch Talk infolge ärztlicher Maßnahmen. Ärztl. Wschr. 1950:233.

[88] Schädigung der Gewebe durch Talk. Dtsch. med. Wschr. 1951:394.

[89] mit K. Apitz: Atlas der pathologischen Anatomie. Eine Sammlung typischer Krankheitsbilder der menschlichen Organe. Stuttgart: Thieme 1951 (vgl. Ber. Path. 8:257, 1951).

[90] Natürliches und krankhaftes Altern bei Mensch und Tier. 6. internationaler Kongreß für vergleichende Pathologie. Madrid, 4.—11. Mai 1952.

[91] Rudolf Virchows Vorlesung über Allgemeine pathologische Anatomie und Allgemeine Pathologie im Jahre 1852. Virch. Arch. 322:233 (1952).

[92] Die perifokalen Blutungen bei der Lungentuberkulose und ihre Deutung. Beitrag zur Lehre von der Pathergie. Virch. Arch. 322:240 (1952).

Sitzungsberichte der Heidelberger Akademie der Wissenschaften
Mathematisch-naturwissenschaftliche Klasse

Jahrgang 1975, 1. Abhandlung
M. Ratzenhofer, Universität Graz
Molekularpathologie
(Vorgetragen in der Sitzung am 26. Dezember 1974)
13 Abbildungen, 40 Seiten. 1976.
Geheftet DM 32,—; ca. US $ 13.20. ISBN 3-540-07222-5

Jahrgang 1975, 2. Abhandlung
E. Kauker, Kassel
**Vorkommen und Verbreitung der Tollwut in Europa
von 1966—1974**
(Vorgelegt in der Sitzung vom 14.12.74)
Mit einem Vorwort von H. J. Jusatz
2 Kartenblätter, 1 Diagramm, 23 Tabellen, 44 Seiten. 1975.
Geheftet DM 19.—; ca. US $ 8.20. ISBN 3-540-07272-1

Jahrgang 1975, 3. Abhandlung
H. E. Bock, Tübingen
**Die Bedeutung von Konstellation und Kondition für ärztliches
Handeln**
(Gehalten in der Sitzung vom 1.2.1975)
6 Abbildungen, 25 Seiten. 1975.
Geheftet DM 16,—; ca. US $ 6.90. ISBN 3-540-07425-2

Jahrgang 1975, 4. Abhandlung
G. Schettler, Heidelberg
Neue Ergebnisse der klinischen Fettstoffwechselforschung
(Vorgelegt in der Sitzung vom 19.4.75)
14 Abbildungen, 3 Tabellen, 25 Seiten. 1975.
Geheftet DM 20.—; ca. US $ 8.20. ISBN 3-540-07589-5

Jahrgang 1976, 1. Abhandlung
W. Bersch, Ludwigshafen; W. Doerr, Heidelberg
Reitende Gefäße des Herzens
Homologiebegriff und Reihenbildung
(Vorgelegt in der Sitzung vom 13.12.75)
29 Abbildungen, 82 Seiten. 1976.
Geheftet DM 38.—; ca. US $ 15.60. ISBN 3-540-07641-7

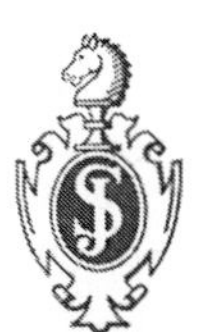

Springer-Verlag
Berlin
Heidelberg
New York
(in Kommission)

Supplement-Bände
Sitzungsberichte der Heidelberger Akademie der Wissenschaften
Mathematisch-naturwissenschaftliche Klasse

Jahrgang 1973: Bauer, V. H., Pathologisches Institut der Universität Heidelberg
Das Antonius-Feuer in Kunst und Medizin
(Vorgelegt in der Sitzung vom 3. Juli 1971 durch Doerr, W.)
61 z.T. farb. Abb., II, 130 S. 1973. Geb. DM 58.—; US $ 23.80. ISBN
3-540-06593-8

Inhaltsübersicht: Das Mutterkorn und seine Entdeckungsgeschichte. Das klinische Bild der Mutterkorn-Vergiftung. — Der Ergotismus in der ärztlichen
Literatur des Mittelalters. — Ergotismus-Epidemien in der Überlieferung vom
Altertum bis heute. — Das Verschwinden des Ergotismus. — Diskussion über
die Ätiologie der beiden Formen des Ergotismus. — Der Antoniter-Orden und
die Versorgung der Ergotismus-Opfer. — Dokumentation des Ergotismus in der
darstellenden Kunst des Mittelalters. — Darstellungen des Ergotismus im Werk
des Hieronymus Bosch. — Darstellung des Ergotismus auf der Tafel „Kampf
zwischen Carneval und Fastenzeit" von Pieter Breughel d. Ä.. Der Sohn der
Pilgerin, ein Opfer des Ergotismus gangraenosus. — Abschließende Betrachtung.

Jahrgang 1974: Höpker, W.-W., Universität Heidelberg
Spätfolgen extremer Lebensverhältnisse
50 Abb., 181 Tab., XIV, 341 S. 1974. Geb. DM 78.—; US $ 34.00. ISBN
3-540-06941-0

Inhaltsübersicht: Auftrag und Fragestellung. Gutachterliche, soziale und klinische Angaben. Informationsquellen. Untersuchungs- und Vergleichsgruppen.
Grundsätzliche Einwände. Befundklassifikation. Gesamtkollektiv. Dokumentation und Statistik. Interpretation. Diskussion des Gesamtmodells. — Herz und
Kreislauf. Atmungsorgane. Tuberkulose. Leber. Pankreas. Magen-Darm-Trakt.
Uropoetisches System. Skelettsystem. Zentralnervensystem und Psyche. Endo-
krinium und Genitale. Malignome. Sonstiges.

Jahrgang 1975: V. Becker, Universität Erlangen-Nürnberg;
H. Schmidt, Friedenfels
Die Entdeckungsgeschichte der Trichinen und der Trichinosis
18 Abb., 59 S. 1975. Geb. DM 28.—; ca. US $ 11.50. ISBN 3-540-07590-9

Die Trichine wurde als harmloser Parasit in Mensch und Tier angesehen, bis
F. A. Zenker 1860 diesen Parasiten als Todesursache bei einer jungen Frau er-
kannte und so die Trichinose als Krankheitsbegriff einführte.
Der Briefwechsel zwischen Rudolf Virchow, Rudolf Leuckart und F. A. Zenker
gibt die Spannung der Entdeckungsmonate wieder.

Springer-Verlag Berlin Heidelberg New York (in Kommission)